Alkali Diyet III

Daimi Sağlık ve Gençlik İçin

KUANTUM BESLENME

Ek tariflerle genişletilmiş basım

Dr. Ayşegül Çoruhlu

okuyan us

okuyan us

Sağlık/Yaşam - 09

Alkali Diyet III
Daimi sağlık ve gençlik için
KUANTUM BESLENME
Ayşegül Çoruhlu

ISBN: 978-605-9318-47-1
Yayıncı Sertifika No. 16208

1. Baskı: İstanbul, Şubat 2017
5. Basım: İstanbul, Eylül 2017

Yayın Yönetmeni: Cem Mumcu
Yayın Koordinatörü: Elif Çakırlı
Editör: Onur Emer

Kapak Tasarımı: Mustafa Yüksel
Kitap Tasarımı: Deniz Dalkıran

Baskı ve Cilt: Şenyıldız Matbaacılık, Gümüşsuyu Cad., Işık San. Sit.,
C Blok, No: 19/102, Topkapı-İstanbul – Tel.: 0212 483 47 91
Matbaa Sertifika No. 11964

Kurucu: Cem Mumcu
Genel Müdür: Evren Bingöl
Satış Müdürü: Murat Tüter

Özgür Doğan, hep bizimlesin...

Adres: 19 Mayıs Cad. UBM Plaza, No. 37, Kat: 6
Şişli, İstanbul, Tel.: (0212) 272 20 85 - 86 Faks: (0212) 272 25 32

okuyanus@okuyanus.com.tr
www.okuyanus.com.tr

Alkali Diyet III

Daimi Sağlık ve Gençlik İçin

KUANTUM BESLENME

Ek tariflerle genişletilmiş basım

Dr. Ayşegül Çoruhlu

okuyan us

Yazar Hakkında

Dr. Ayşegül Çoruhlu 4 Temmuz 1969 doğumludur. Orta öğrenimini İzmir'de tamamladı. 1994 yılında İstanbul Tıp Fakültesi'nden mezun oldu. Şişli Etfal Hastanesi'nde Biyokimya Uzmanlığı ihtisasını tamamlarken Boğaziçi Üniversitesi Biyomedikal Mühendisliği master programına devam etti.

2000 yılında Amerikan Hastanesi'nde biyokimya uzmanı olarak çalışmaya başladı. Daha sonra İntermed Polikliniği laboratuvar şefi olarak görevine devam etti. Dr. Çoruhlu, Amerikan Anti-Aging Akademi'de eğitim aldı.

Antioksidan testler, yaşlanma hızını ölçen testler, hormon ve genetik testleri, alkali beslenme, kişiye özel vitamin-mineral desteklerinin reçetelenmesi, damar içi antioksidan uygulamaları gibi ileri **anti-aging** yaklaşımlarını ilk uygulayanlardan oldu.

Dr. Çoruhlu, sağlığı hücreler düzeyinde korumak üzerine yoğunlaşmıştır.

Yazarın *Alkali Diyet* ve *Tokuz Ama Açız* isimli iki kitabı daha bulunmaktadır.

İÇİNDEKİLER

ÖNSÖZ

NEDEN HASTALANMAYI NORMAL KABUL EDİYORUZ?

NEDEN YAŞLANMAYI NORMAL KABUL EDİYORUZ?

Hiç düşündünüz mü bu soruları? Basitçe cevap şu olabilir: **Çünkü biz robot değiliz**. Biz insanoğlu olarak biyolojik canlılarız. Oldukça karmaşık bir biyolojik yapımız var. Kuralları biyolojimiz koyuyor.

O halde basitçe biyolojimiz bozulursa hasta oluyoruz.

Biyolojimiz yıllar içinde yıprandıkça ise yaşlanıyoruz.

Ve ölüm kaçınılmaz…

Bu çıkarımlarımız doğrudur. Ama yeterince 'zekice' değildir. Çünkü biyolojik varlıklar olduğumuz halde günlük yaşam şeklimizin biyolojimize uygun olup olmadığını yeterince sorgulamıyoruz.

- **Yediğimiz paketli ve işlenmiş ürünler biyolojimize uygun mudur?**

- **İçtiğimiz su, soluduğumuz hava, maruz kaldığımız elektromanyetik kirlenme biyolojimize uygun mudur?**
- **Hastalandığımızda kullanılan tedavi yöntemleri, antibiyotikler, kemoterapi biyolojimize uygun mudur?**
- **Yaşadığımız evler, çalıştığımız binalar biyolojimize uygun mudur?**

Bunca tıbbi ilerlemeye rağmen hastalıkların çoğalmasını nasıl açıklayabiliyoruz? Neden hastalıklar çoğaldı sizce? Aşağıdaki listeye bir bakmak ister misiniz?

Çocuklarda;

- ***Obezite***
- ***Dikkat eksikliği***
- ***Otizm***

Gençlerde;

- ***Polikistik over***
- ***Sivilce***
- ***Tüylenme***
- ***Jinekomasti***
- ***20 yaşın altı insülin rezistansı***

Yetişkinlerde;

- ***Tiroid hastalıkları***
- ***Bitmeyen alerjiler***
- ***Bağırsak sorunları***
- ***Gaz***

- ***Hazımsızlık***
- ***Kabızlık***
- ***İrritabl Bağırsak Sendromu (İBS)***
- ***Kısırlık***

Her yaşta yaygınlaşan psikolojik problemler;

- ***Depresyon***
- ***Panik atak***
- ***Takıntı***
- ***Uyku bozuklukları***

Ve elbette ***Alzheimer, beyin sisi, kanser...***

Bu hastalıkların olasılık hesabıyla bizi bulması ne kadar zaman alır? Yoksa çan eğrisine girmeyeceğimizi sanacak kadar kafamız kumda mı? Ya da tıbba çok güveniyoruzdur...

Doğru, tıpta tek tek hastalıklar üzerine birçok araştırma yapılıyor. O hastalık için tedavi bulunuyor. Ama şimdiye kadar meseleye biyolojik kurallar açısından bakılmadı. Madem mekanik robotlar değil biyolojik canlılar olduğumuzda hemfikiriz, o zaman tüm bu bahsedilen hastalıkların oluşmasına sebep hangi biyolojik kuralın ihlalidir?

Açıklıyorum; biyolojik canlılığımızı sağlayan enerjinin seçiminde hata yapıyoruz. 'Can' kaynağımız, enerji motorlarımız olan **mitokondrilerin** biyolojilerine uygun beslenmiyoruz.

Her hücremizin içinde binlerce sayıda olan mitokondriler sadece enerji üretebilmemiz için varlar. Toplam sayıları trilyonlarca. Onlara bağımlıyız.

- √ **Mitokondrilerden gelen enerji olmadan saçımızın teli bile uzayamaz.**
- √ **Mitokondrilerin ürettiği enerji olmadan eskiyen hücreleri yenileyemeyiz.**
- √ **Mitokondriler enerji üretmezse hastalıklardan iyileşemeyiz.**

Gözümüzü kırpmak kadar basit bir hareketten, kanser hücresinin bağışıklık sistemimiz tarafından yakalanması gibi hayati bir meseleye kadar o enerjiye muhtacız. Tüm canlılık işlevlerimiz o enerjiye bağımlıdır. O enerjiyi sağlamak zorundayız. **Hem de her saniye ve hiç durmadan.** Mitokondrilerimiz bize o enerjiyi üretebilsinler diye ne gerekiyorsa yapmalıyız. Nasıl bir enerji kaynağını uygun görüyorlarsa onu yakıt olarak bu enerji motorlarına vermeliyiz. **Yoksa ölürüz.**

Hastalıklarda derdimiz, tedavide ise dermanımız aynıdır: En iyi enerji için mitokondri motoruna en doğru yakıtı seçmek.

Asli görevimiz budur. En büyük meselemiz budur. Yakıt, mitokondrilerimizin biyolojisine -hayır eksik söyledim- mitokondrilerimizin **kuantum biyolojisine** uygun olmalıdır. Çünkü artık klasik biyoloji bilgileri, mitokondrilerdeki karmaşık enerji üretimini açıklamakta yetersizdir. **Yeni biyoloji, kuantum biyolojisidir.**

Uzun yıllar hayatta kalmak, sağlıklı yaşamak istiyorsak kesin olan biyolojik prensiplerin aksini yapmayacağız. Canlılığı sağlayan enerjiyi mitokondrideki kuantum biyolojik prensiplere göre elde ediyoruz. O halde bu kuantum biyolojik kurallara uyacağız.

Biyoloji hata affetmez.

İşte kitabın ana fikri de budur;

İnsan kuantum prensiplerine göre enerji üretir.

↓

O halde insan kuantum biyolojisine uygun beslenmelidir.

↓

İnsan kuantum beslenmelidir.

GİRİŞ:

İNSANIN ÖLÜMSÜZLÜK ARAYIŞI

Ölümsüzlük İksirinden Nano-Robotlara

Tarih boyunca inancı, ırkı, kültürü ve dünya görüşü ne olursa olsun hemen her insanın ölmek istemediği, ölümsüzlüğü arzuladığı; bunu da semboller, mitler, destanlar ve metaforlar yoluyla çeşitli tarzlarda dile getirdiği söylenebilir. **Dolayısıyla ölümsüz olma çabası, insanlık tarihindeki en eski ve en köklü arayışlardan biri olmuştur.**

Ölümsüzlük iksirleri

Anadolu'da halk arasında yaygın olan bir anlatıda Lokman Hekim'in ***ab-ı hayat***'ı bulduğu ancak bir köprüden geçerken onu suya düşürdüğü dile getirilir. *"Eğer o, ölümsüzlük iksirini kaybetmeseydi insanoğlu ölümsüz olacak ve bu dünyada sonsuza dek yaşayacaktı"* şeklinde ölümsüzlüğe gönderme yapan bir söylem vardır.

Orta Çağ'da Avrupa'ya bakacak olursak burada da bilim ve sihir arasında bir ayrım söz konusu değildir. Amatör kimyager Nicolas Flamel'in simya çalışmaları esnasında ***gençlik iksiri***'ni keşfettiğine dair bir söylenti yayılmıştır. Anlatılanlara göre bu sihirli iksiri içen herkes ölümsüz oluyordu. Böylece ölümsüzlük iksiri fikri diğer bilim insanlarını da etkilemeye başladı. Isaac Newton dahil birçok bilim insanı Flamel'in yöntemlerini kopyalamaya çalıştı.

1513'te İspanyol kaşif Juan Ponce de León, ***Gençlik Çeşmesi*** denilen efsanevi bir kaynağın peşine düştü. Çeşmeden akan suyun insanı gençleştirdiği ve içenin ölüme meydan okuduğu rivayeti vardı. Kraliçe Isabel ve Kral Ferdinand da efsaneyi ciddiye alanlar arasındaydı ve zamanın ünlü kaşiflerini çeşmeyi bulmakla görevlendirmişlerdi.

Modern zamanlar: Kalori kısıtlaması

Modern zamanlara gelindiğindeyse uzun bir ömrün sırrı bilimin araştırma konuları arasında yer almaya başladı. 1934'te Cornell Üniversitesi'nde fareler üzerinde yapılan bir araştırmada **diyetin yaşam süresini uzattığı görüldü**. Araştırmacılar bir grup fareye normal besin verirken, ikinci gruptaki farelere ***kalori kısıtlaması*** getirdiler. İkinci gruptaki fareler diğerlerine oranla iki kat daha uzun yaşadı. Ardından aynı deney meyve sinekleri, primatlar ve insanlar üzerinde gerçekleştirildi.

Dondur - Bekle - Canlandır

1967 yılında psikoloji profesörü James Bedford kanser nedeniyle hayatını kaybetti. Ölmeden önce bedeninin dondurularak gelecekte bir gün çözülmek üzere bekletilmesini istemişti. O sıralar bu konuyla ilgili araştırmalar yapan bir grup bilim insanı Bedford'un bedenini sıvı azot kullanarak dondurup metal bir tanka koydular. Bedford bugün hala o tankın içinde. Olur da bir gün ölümsüzlüğü bulursak tekrar canlandırmamız gerekecek. **James**

Bedford, insanlık tarihinde daha sonra çözülmek üzere kendini dondurtan ilk kişi. Onun ardından 230 kişi daha kendini dondurttu; şu anda sıvı nitrojen dolu tanklarda çözülmeyi bekliyorlar.

Zihin yükleme

1971 yılında yaşlılık sorunları uzmanı George M. Martin, bedenlerimiz dışında yaşama devam edebilmenin alternatif bir yolunu önerdi; **zihnimizi bilgisayarlara yüklemek**. Martin, eğer bilgisayar sistemleri hızla gelişmeye devam ederse beynin tüm mekanizmalarını çözüp zihnimizi onlara aktarmanın bir yolunu bulacağımızı söylemişti. Günümüzde bu fikir birçok bilim insanın üzerinde çalıştığı bir alana dönüştü. Fütürist Ray Kurzweil de benzer araştırmalara destek verenler arasında.

Medikal Nano-robotlar

1986 yılına gelindiğinde nano-teknoloji uzmanı Eric Drexler, gelecekte insan vücudu içinde hareket edebilecek olan mikroskobik boyutlu robotları kullanarak hastalıkları tedavi etmeye başlayacağımızı söyledi. Günümüzde bu nano-robotların ilk örnekleri üretilmeye başlandı bile. **Nano-robotlar bir gün kalp hastalığı, diyabet veya Alzheimer gibi yaşlanmayla yakından ilişkili bazı hastalıklarla da mücadele edebilirler.**

Genetik mühendisliği, kök hücre tedavileri, 3D printer ile yedek organ üretme ve henüz adını bilmediğiniz yeni çalışmalar... Bütün bunlar insanoğlunun uzun ve sağlıklı bir yaşam için var gücüyle çalışarak ortaya çıkardığı sonuçlar...

Demek ki Lokman Hekim'den bu yana tarih boyunca hep aynı temel duyguyla güdülenmişiz; mümkün olan en uzun yaşamın ***SIRRINI*** *bulmak.*

Peki bu sır nerede?

140 Adet Yaş Günü Mumunuz Var mı?

Ben de işte bu sırrın peşine düştüm. Yirmi beş yıllık klinik biyokimya doktoru olarak sağlık konusunda hep işin mutfağındaydım. Sırrı öğrenmek için bütünü oluşturan en küçük vücut parçalarına, yani hücrelere baktım. Kalp hastalıkları söz konusuysa kalp hücrelerinin, beyin hastalıkları söz konusuysa beyin hücrelerinin biyokimyasal işleyişlerini öğrendim. Bu beni iyi bir hücre doktoru haline getirdi.

Tam hücrede öğrenilecek her şeyi öğrendim diyordum ki, sadece biyoloji ve kimya dallarının değil fizik biliminin de hücre çalışması konusunda işin içine girdiğini biyomedikal yüksek lisansımı yaparken kavradım. Buna o zamanlar biraz şaşırdım. Asıl şaşkınlığı ise birkaç yıl önce **kuantum biyolojisinin** de işin içinde olduğunu öğrenince yaşadım.

İnsan çok üstün bir organizma. **Bu komplike organizmanın daima sağlıklı ve uzun ömürlü olmasını sağlayacak sırrı aramak için başka bilimlerden yardım almalıyız.** Yıllardır sırtımızı dayadığımız klasik fen bilimleri üstün insan canlısını açıklamaya yetmiyor artık. O yüzden bu sorunun cevabı için farklı branşlardan bilim insanları bir arada çalışmalı. Sadece doktor olmak bu şaheser organizmanın sırlarını çözemiyor. Yardıma ihtiyacımız var.

Ben ise galiba sırrın kokusunu aldım.

Bu sır en temel yapı taşımız **hücrelerimizde** gizli. Kitabı okudukça karmaşık organizmamızın sadece tek bir hücresini öğreneceksiniz. İşte o hücrede dönen işler bu büyük ama anlaması basit olan sırrın açığa çıkacağı yer. Kitabı okuyan sizler, pek çok sağlıkçının da gözünden kaçan bu sırrın bilgisine onlardan önce ulaşacaksınız.

Peki, bunu görmek neden bu kadar vakit aldı? Hastalanmak ve sağlıklı olmak arasındaki bu sırrı bunca zaman niye görmedik? Hastalığın adı ne olursa olsun iyileşmek için hepsinde aynı sırrın çözüm olduğunu nasıl fark edemedik?

Motor ve yakıt

Bu sırrı en basit haliyle şöyle anlatabilirim; arabanıza koyduğunuz benzinin kalitesiyle arabanızın performansı nasıl birbirine bağlıysa vücudunuz için de aynısı geçerlidir. **Sır; MOTOR'un nasıl çalıştığında ve motora uygun en doğru YAKIT'ın SEÇİMİ'ndedir.**

Bu size şu an çok basitleştirilmiş gelebilir. Ama işte bu kitabın yazılım amacı, sağlık ve hastalık zıtlığını tek bir temel sırra ve ortak bir çözüme indirgemektir. Bu abartılmış bir ifade değildir. En temel gerçeğimizi yansıtır. En temel gerçeğimiz hücrelerimizin biyolojik ihtiyaçlarıdır. Hücrelerimizin biyolojik ihtiyaçlarını karşılayabilirsek onlar bizi ödüllendirirler.

Ödül ise çok uzun, çok sağlıklı bir ömürdür. Bunun için cevaplamamız gereken sadece 2 soru var:

1- Vücudumuzdaki *motor* neresidir?

2- Bu motor için *doğru yakıt* nedir?

İlk sorunun cevabıyla başlayalım. Motorlarımız **MİTOKONDRİ**'lerimizdir. Liseden adını hatırladığımız, hücre içindeki enerji üretim organelcikleri. Daha fazlasını hatırlamanıza gerek yok, onlarla kitap boyunca ilgileneceğiz. Çünkü büyük sırrın önemli bir parçası mitokondrilerimizde gizli.

Peki, yakıtımız nedir? İşte şimdi sıkı durun. Doğru cevap; **GÜNEŞ**'tir. Bildiğimiz güneş.

Sırrın bir kısmı mitokondride bir kısmı da güneşte saklıdır. Biz aslında bitmez, tükenmez, kudretli bir enerji kaynağı olan güneşten yakıt aktarıyoruz. O halde niye biz de onun gibi bitmez bir kudrete sahip olmayalım? Sadece hastalıksız olmakla yetinmeyip neden uzun bir hayat boyunca genç kalmayalım? Tarih boyunca ebedi gençlik sırrını arayan bunca medeniyetten en şanslısı neden biz olmayalım? Şahsi görüşüme göre bu istekler makuldür. **Hayal değildir.**

Siz de şimdi hayaller vadetmenin tam aksine, ayakları yere basan bir gerçekçilikle ve hücre biyokimyasından atomların kuantum fiziğine kadar her iddiasında sırtını salt bilime dayayan verilerle dolu bir kitap okuyacaksınız.

Sağlıklı ve çok uzun bir ömrün sırrını öğrenmeye hevesliyseniz 140'ıncı yaş gününüz şimdiden kutlu olsun!

Bu Kitabı Nasıl Kullanacaksınız?

Sıkı takipçilerim hemen hatırlayacaktır, daha önceki iki kitabım şunlardı:

1- ***Alkali Diyet***
Sağlıklı ve uzun bir yaşam için vücudun pH dengesini koruma rehberi

2- ***Tokuz Ama Açız***
Alkali beslenme ile mideni değil hücrelerini doyur.

İlk kitapta hem hekim hem biyokimya uzmanı olarak beslenmenin biyokimyasal mantığını anlattım. Neler öğrenmiştik o kitaptan? Kısaca bir bakalım:

√ **Vücut sıvılarımızdaki asit-alkali dengesinin aldığımız gıdalarla olan yakın ilgisini,**
√ **Beslenmenin sadece kalori hesabından geçmediğini,**
√ **Besin maddelerinin kendilerinin değil, sindirilip kana geçtikten sonraki yarar-zarar durumlarını kavramıştık.**

Alkali Diyet kitabı, sağlıklı beslenmeyi yaşam şekli haline getirebileceğimizi gösterdi. Sadece kilo vermek için değil, tüm hastalıklara karşı kendimizi korumak için elimizdeki gıda seçim gücümüzü kendi avantajımıza kullanmayı bize öğretti. Özetle ilk kitap, beslenmenin basit insan biyokimyası anlatımıyla açıklanmasıydı. Ve bu beslenmede **GİRİŞ** bölümüydü.

İkinci kitabım ***Tokuz Ama Açız***'da ise;

√ **Beslenme kavramı hücresel seviyede ele alınmış oldu.**
√ **Gıda seçimlerinde neyin mide için gıda, neyin hücrelerimiz için gıda olduğunu kavradık.**
√ **Anladık ki sadece ve sadece hücrelerimizin arzu ettiği besinler gerçek gıdadır, modern sanayinin dayattıkları değil.**
√ **Bir hücre içerisinde istenmeyen besinlerin yarattığı hasarın nasıl tüm hastalıkların ortak sebebi olduğunu gördük.**
√ **Bir organımızın hastalanması için önce o organın hücrelerinin hastalanması gerektiğini fark ettik.**
√ **Günlük gıda seçimlerimizin hem bugün, hem 7 yıl sonra, hem de 70 yıl sonra başımıza gelebilecek hastalıklara en büyük sebep olduğunu kavradık ve önlemleri öğrendik.**

Tokuz Ama Açız kitabı beslenmede **GELİŞME** bölümüydü.

Şimdi elinizdeki bu kitabı okumaktaki amacınız ise sağlık kitaplarından daha fazlasını istemek olmalıdır. Sağlık kitaplarından talebiniz, kilo vermek gibi küçük hedefler olmamalıdır zaten. Bu kitabı elinize almanızdaki sebep,

√ **Hasta olmamak,**
√ **Mükemmel bir sağlığa sahip olmak,**
√ **Çok uzun bir ömür için gerekli sırları öğrenmek,**

- √ **Üst düzey fiziksel ve beyinsel performansa sahip olmak,**
- √ **Canlılık-cansızlık arasında farka iyice hakim olup canlılığınızı nasıl arttıracağınızı kavramak,**
- √ **Zihinsel, fiziksel, cinsel kapasitenizi maksimum yapmak,**
- √ **Biyolojik olarak bir üst model insan olmanın sırrını çözmek,**
- √ **Biyolojinizle beraber bilincinizdeki genişlemeyi nasıl sağlayacağınızı keşfetmek,**

ve tüm bunları temelden kavramak ve yapabilmek için klasik biyoloji ve biyokimyayı öğrenmenin yetmediğini, artık bilimin uzandığı son nokta olan **KUANTUM** dünyasına adım atmanız gerektiğini öğrenmek olmalıdır.

Şimdi kuantum biyoloji dünyasındaki 'kendimiz'e yakından bir bakacağız. Bir bilinç sıçramasına hazır olun.

Çünkü bu kitap beslenmede SONUÇ bölümüdür.

Çünkü bu kitap beslenmede bilimin geldiği SON NOKTA'dır.

BÖLÜM 1:

VÜCUDUMUZDAKİ ATOM ALTI DÜNYA

Yeni Bir Biyoloji: Kuantum Biyoloji

Kuantum fiziği, Newton fiziğinin tamamlayıcısı olarak hayatımıza gireli çok oldu. '**Kuantum biyoloji**' terimi ise, biyolojik olayların eskiden yetindiğimiz klasik fen bilimleriyle yeterince açıklanamaması ve işin içine biyolojik yapımızın atom altı dünyasının girmesiyle oluşmuş bir kavramdır.

- ❑ ***Kuantum biyoloji merak ettiğimiz ama daha önce cevaplanamamış pek çok soruya cevap verebilir.***
- ❑ ***Kuantum biyoloji atom altı dünyada fizik ve biyolojiyi birleştirir.***

Her şeyin özü bir: Atom

Dünyada ve evrende '**madde**' olan her şey aynı yapı taşlarından meydana gelir: Atomlardan. Bizler, bitkiler, kayalar, böcekler, hava, göktaşı her şey atomlardan oluşur. Bizim en küçük birimimiz hücre de atomlardan oluşur.

Basitçe atom şudur: Bir çekirdek ve çekirdeğin içinde ***proton*** ve ***nötron*** isimli atom altı parçacıklar ve çekirdeğin etrafında çekim alanında bulut gibi dağılmış ama çekirdeğe farklı mesafelerde ***elektronlar.*** İşte her şeyin özü bu kadarcık bir yapıdır.

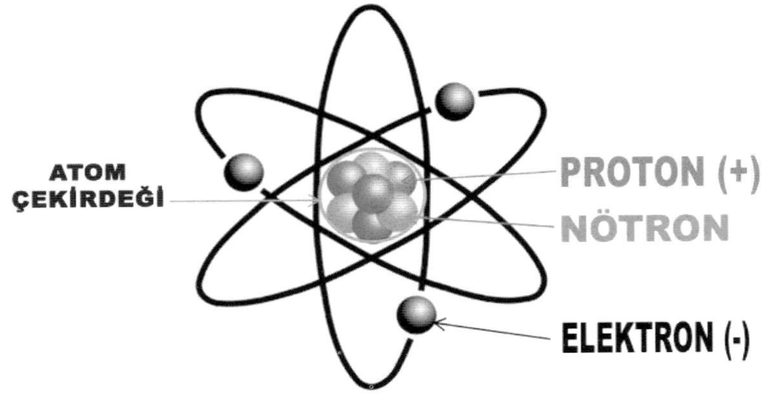

Şekil 1: Atom ve atom altı parçacıklar

Protonlar artı (+) yüklü, elektronlar eksi (-) yüklüdür. Artı ve eksi birbirini çeker. Bu çekim olmasaydı biz madde olamaz ve uzaya dağılırdık. Kararlı atomlarda proton sayısı elektron sayısına eşittir. Artı ve eksinin çekimi de eşittir. Çekimler dengededir. Kararsız atomlarda ise artı ve eksi sayısı eşit değildir. Bu eşitsizlik istenmez. Kitap boyunca bu atomlardan bahsedeceğiz.

Kararlı atomları severiz. Öylece dururlar. Kimseye bir zararları yoktur. **Ama dünyada yaşamın olması için atomların kimyasal tepkimeler ile başka maddeler ortaya çıkarmak üzere bir araya gelmeleri, birbirlerine bulaşmaları gerekir.** Tıpkı suda olduğu gibi: H_2O, iki hidrojen ve bir oksijen atomunun bir araya gelmiş halidir.

İşte bir araya gelmiş atomlardan moleküllerin, moleküllerden maddelerin oluşması en sonunda bizi de oluşturur. **Maddenin temeli bir araya gelmiş atomlardır.** Ama evrende sadece madde yoktur.

Evren, bir enerji çorbasıdır

Evrenin tamamı enerjiden oluşur. Madde zaten enerjinin sıkıştırılmış halidir. Einstein'dan bildiğimiz en temel bilgi enerji ve maddenin aynı şey olduğudur. Bunlar birbirine dönüşebilir. Atom da madde ise, atom da enerjiye dönüşebilir.

Yiyecekler de atomlardan oluşur. Bu maddeleri yediğimizde içimizde enerjiye dönüşür.

İşte beslenmedeki amaç budur: Yiyeceklerin maddeleşmiş halleri içindeki gizli enerjiyi alıp kullanmak.

Peki, yiyecekler madde ise onlar da öncesinde enerjiden oluşmadılar mı? Biz enerjiyi yiyecek maddesinden alıp yaşıyorsak yiyecekler enerjiyi nereden alıp maddeleşti? Yani dolaylı olarak bizim de enerji aldığımız ilk kaynak neresidir?

Cevap basit: Güneş!

Güneş mi yiyoruz?

Yaşamamızı güneşe borçluyuz. Sadece biz insanlar değil canlı varlıkların tamamı yaşamlarını güneşe borçludur. Güneş ışıkları yaşamın temel enerji kaynağıdır. **Işık, bir kuantum oluşumdur**. Işık düz, devamlı bir şey değildir. Dalga şeklinde yayılır. Güneş ışığının birimi ***foton***'dur.

Güneş ışıkları, yani fotonlar dünyaya ulaştığında yeryüzündeki bitkiler yapraklarını açıp onu bekler. Bitkilerin canlılığı güneşten gelen fotonların enerjiye çevrildiği fotosentez aracılığıyla oluşur. Hepimizin bildiği fotosentez, ortaokul biyoloji kitaplarında kalmaması gereken çok önemli bir olaydır. Aslında **fotosentez olağanüstü kuantum biyolojik bir süreçtir**.

Besin zincirinin ilk halkası: Fotosentez

Foton demetçikleri, bitkinin yapraklarının üzerindeki ***kloroplast*** denen enerji fabrikaları tarafından emilir. Bitki, kloroplastta bulunan ***klorofil*** maddesi ile ışığı absorbe eder, tutar. Basit bir deyişle; **bitki ışığı yer.**

Bitki, güneşten ışığı, havadan karbondioksidi, topraktan suyu alarak kendine enerji üretir. Bitkinin kloroplast isimli enerji fabrikalarında bu hammaddeler enerjiye çevrilir. Bitki bu enerjinin bir kısmını büyümek ve kendini tamir etmek için kullansa da çoğunu biriktirir.

Bitkilerin gövdeleri ve meyveleri, güneş ışığının enerji olarak depolanmış halidir. Bitki güneş ışığını kullanarak kuantum prensipleriyle elde ettiği enerjiyi bu yapıları oluşturan kimyasal bağlardaki **elektronlarda depolar**.

Kısaca özetleyelim;

Güneş ışığı bitkilere ulaşır.

↓

Bitkiler fotosentezle güneşi 'yer'.

↓

Bitkinin pili olan kloroplastta ışık, karbondioksit ve su ile enerjiye dönüşür.

↓

Enerji bitkinin gövdesinde, yapraklarında, tohumlarında ve meyvelerindeki elektronlarda toplanır.

↓

Bitkileri yiyince, kuantum biyolojik olaylar sırası bize gelir.

Biz bitkileri yediğimizde bitkinin depoladığı güneş ışığını depo halinden tekrar enerji haline getiririz. **Biz maddeleşmiş güneş ışığını tekrar enerjiye çeviririz. İşte buna da 'beslenme' diyoruz.**

Beslenme temel anlamda güneş ışığının bitkiler aracılığıyla bize iletilmesidir. Biz bitkileri gıda olarak yiyoruz. Onları sindirip enerji motorlarımız olan mitokondrilerimizde onlardan enerji elde ediyoruz.

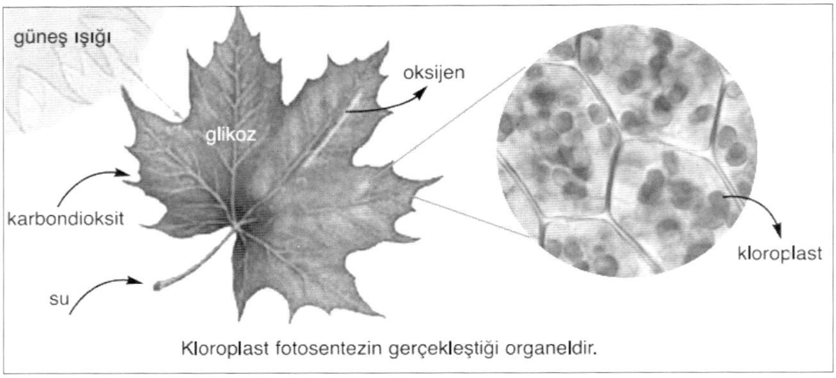

Şekil 2: Fotosentez

Biz Pilli Bebekleriz: Mitokondriler ve Enerji

Mitokondriler bütün vücutta en önemli organcık olarak özel bir ilgi hak eder. Mitokondrilerimiz tüm canlılığımızı sağlayan enerjimizi bize verir. **Vücudumuzda yaklaşık 40 trilyon hücre bulunur, her biri farklı sayıda mitokondri içerir.** Kas, kalp, beyin gibi enerji ihtiyacı çok olan organların hücrelerinde 2500 ila 10000 arasında mitokondri bulunur, diğer hücrelerde mitokondri sayısı ortalama 500'dür.

Mitokondri adedimizle vücudumuzdaki hücre adedini çarparsak ortaya akıl almaz sayılar çıkar. Bu kadar rakamsal bilgi vermemin sebebi, mitokondri denilen pek adı geçmeyen bu minik pillerimizde enerji üretiminin ne kadar büyük, ne kadar ciddiye alınması gereken bir konu olduğunu anlatmaktır.

Mitokondriler çok ciddiye alınmalıdır. Daha da ciddiye alınması gereken konu mitokondrilerin hangi besinlerle daha iyi enerji ürettikleri ve bu enerji metabolizması sonucu atık olarak hangi gıdalarla daha az çöp oluşturduklarıdır. **Yemek tarifleri, kaloriler,** diyet, zayıflama derken tonlarca bilginin önemini sıfırlayıp mitokondrilerde enerji üretiminin arttırılması konusuna odaklanmalıyız.

Mitokondriler sadece anneden gelir!

Anneden gelen yumurtada pek çok mitokondri vardır. Yaklaşık 100 binin üzerinde!!!

Spermde ise neredeyse hiç mitokondri yoktur.

Enerji elde etme işinde -yani pilimizi sağlamada- babamızın pek fonksiyonu yoktur diyebiliriz.

Geleceğin beslenme bilgisi

- ✓ **Mitokondrilerin daha sağlıklı olmasını sağlayacak beslenme**
- ✓ **Mitokondrilerin daha çok enerji üretmesini sağlayacak beslenme**
- ✓ **Mitokondrilerin daha az çöp çıkarmasını sağlayacak beslenme**
- ✓ **Mitokondrilerin daha uzun süre iş görmesini sağlayacak beslenme**

Geleceğin beslenme bilgisi işte bu önerilerden oluşmalıdır. Çünkü mitokondri çalışmasındaki hatalar sadece enerji üretim hataları olarak kendini göstermez. Hatalar kendini bir süre sonra hastalıklar olarak gösterir.

Aklınıza gelebilecek her hastalık, o organdaki dokular içindeki hücrelere yerleşmiş milyonlarca mitokondrinin yeterli enerjiyi üretememiş olmasındandır. Enerji yetersiz ise o organ iyi çalışamaz. İyi çalışamayan organın yarattığı semptomlar sizi o organın doktoruna götürür. Teşhisiniz konulur.

Ama asıl teşhis şu olmalıdır:

Mitokondrileriniz hastadır!

O halde mitokondrilerimize gösterdiğimiz saygıyı arttırmak için onların bu hayat ve ölüm arasındaki yerimizi belirleyen enerji üretme işlerini öğrenmeye devam edelim.

Oksijenle gıdaların yakıldığı şömineler: Mitokondriler

Mitokondride enerji üretmek için iki temel gereksinim vardır; yakıt ve bu yakıtın yanabilmesi için oksijen. ***Oksijenle besinlerin yakılması sadece mitokondride olur.*** Oksijenli solunum yapmanın önemi, bizim evrimleşmemize olan katkısıdır. **Biz mitokondrilerimizin oksijen kullanarak yüksek enerji üretebilme kapasiteleri sebebiyle evrimleşebildik. Elde ettiğimiz yüksek enerjiyi, milyonlarca yıl boyunca daha gelişmiş bir beyin oluşturmak için kullandık.**

Bizim yüksek enerji kazanmamız, yiyeceklerin oksijen ile mitokondride yakılmasından ibarettir. Oksijen olmadan yanma olmaz. Yiyeceklerin içimizde yanması, şöminedeki kömürün yanmasından farklı değildir. Kömür içinde enerji saklar. Oksijenle yanınca bu enerji ortaya çıkar. Yiyeceklerden gelen kömürler (yiyeceklerin içindeki saklı enerji) mitokondri şöminesinde yanarak (oksijenli solunum) enerjiye çevrilir. Oluşan enerji, enerji para birimi olan ***Adenozin Trifosfat (ATP)*** olarak depolanır. Gerektikçe bu paradan bozdurulup harcanır.

Vücudun parası: ATP

Lisedeki kimya derslerinden hatırlayalım; ATP bizim enerji birimimizdir. Biz yemekleri sonunda ATP elde edebilmek için yeriz. Çünkü ATP hücrelerin ve vücudun enerji için kullandığı ana yakıt birimidir. Tamir, üreme, saçınızın uzaması dahil her şey ATP harcanarak yapılır.

- *Tek bir hücre içindeki mitokondrilerden saniyede 10 milyon molekül ATP enerjisi elde edilir.*
- *Bir günde 40 trilyon hücremizdeki ATP miktarı toplamda 60-100 kg ATP eder.*
- *Günlük olarak neredeyse kendi ağırlımıza eşit ATP enerjisi üretiriz ve bunu her gün yaparız.*

Oysa vücutta hazırda bekleyen sadece 60 gram ATP vardır. Bu da şu demektir; günlük enerji ihtiyacı için dakikada iki kez tüm ATP depoları yapıldıktan sonra harcanır yerine yenisi yapılır.

Yani aslında her yarım dakikada bir şarj oluruz!

Bunun olmadığı durumun adı ölümdür. Ölüm vücutta hiç ATP elde edilemeyen durumun adıdır. Ölmemizi engelleyen, enerji pillerimiz olan mitokondrilerdir.

Neyse ki pilimiz çok. 40 trilyon hücrede 1 katrilyon mitokondrimiz vardır.

Uzun ömrün tek sırrı mitokondri zarındadır.

Mitokondrilerin etrafı **MATRİKS** adı verilen zarla çevrilidir. Aslında bütün hikaye matrikste geçer. Canlılığımızı bu zar sağlar. Daima sağlam olmalıdır. Çünkü bahsettiğimiz **yüksek enerjiyi** sadece burada üretebiliriz.

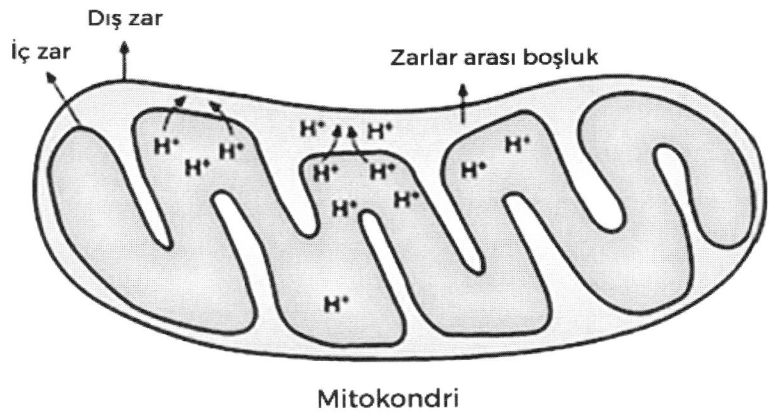

Şekil 3: Mitokondri

Enerjinin hücrede nerede üretildiği sağlığı çok etkileyen bir faktördür. Hücrede iki ayrı enerji üretimi vardır. Birinde enerji mitokondrilerde, diğerinde ise mitokondrilerin dışında üretilir. Bundan böyle mitokondri matriksinde üretilen enerjiye ***A Planı Yüksek Enerji Üretimi***, mitokondri dışında (**hücre sitoplazması** dediğimiz kısımda) üretilen enerjiye ***B Planı Düşük Enerji Üretimi*** diyeceğim.

A planı enerji üretimi mitokondri matriksinde gerçekleşir. Yüksek enerji elde edilir. Yani çok ATP oluşur. Mitokondri matriksi, solunumda aldığımız oksijenin besinle yakılarak enerjiye çevrildiği yerdir. Şöminemiz matrikstir. ATP parasının elde edildiği yer matrikstir.

B planında ise enerji sitoplazmada üretilir. Mitokondride oksijensiz enerji üretilemezken, sitoplazmada oksijensiz de enerji üretilebilir. Fakat sitoplazmada üretilen enerji hem çok azdır hem de oluşturduğu artıklar yüzünden hücre için zararlıdır.

Mitokondri matriksinde üretilen enerji miktarı, sitoplazmada üretilenden kat kat fazladır. Uzun bir ömür için A planı enerji şarttır. B planı, acil durumda kullanılan enerji elde etme yöntemidir. Bu kadarcık enerjiye bağlı kalmış olsaydık, bu enerji bizi zaman içinde evrimleştirip üstün insan canlısı yapamazdı. **Tek hücreliler gibi kalırdık.** Kaldı ki tek hücreliler hala bu tip enerji üretme yöntemini kullanmaktadır.

Evrimleşmemizin sebebi, A planıyla mitokondrilerde enerji üretebilmiş olmamızdır!

Sitoplazmada elde edilen B planı az enerji ile yetinmeyip devamında mitokondrilerin matriksinde bu enerjiden daha fazlasını elde etmeye başladığımızdan beri evrimleşiyoruz. Mitokondrileri iyi korur ve çoğaltırsak daha da hızlı evrimleşeceğiz. Enerji çoğaldıkça daha karışık fonksiyonları yapabilir hale gelebiliriz. **Bu kitap evrim hızımızı arttırmak içindir.**

Mitokondriler iyi çalışmazsa sadece hastalanmakla kalmayız, aynı zamanda evrimleşmemiz yavaşlar. Mitokondri bozuksa hücre sitoplazmasında az miktar enerji ile yetinmek zorunda kaldığımızdan aslında tek hücreliler gibi evrimde geriye döneriz. Örneğin kanser hücresi evrimde bu şekilde geriye dönmüş bir hücredir. Mitokondride enerji üretemediği için sitoplazmadaki az enerjiye razı olan, sadece şekeri enerji için kullanabilen ilkel bir hücredir.

Pek çok hastalıkta, mitokondrilerin çalışmasında hasar söz konusudur. **Sağlık, mitokondrilerin enerji üretme kapasitesiyle orantılıdır. Bir lokma yiyeceğin hücrede A ve B planlarıyla enerjiye çevrilmesi nasıl oluyor öğrenirsek sağlık ve hastalık meselesini daha net kavrarız.**

Hücrenin hayatta kalabilmesi, ölmemesi için enerji şarttır. Yiyecekten enerji elde edilmesi normalde önce B planıyla başlar sonra A planı devreye girer. Gelin bunlara biraz daha yakından bakalım.

Hayatta kalma stratejileri B planı

B planında enerji üretimi mitokondrilerde olmaz, sitoplazmada olur. Besinler sadece şeker yani ***glikoz*** durumundaysa, burada enerjiye çevrilebilir. Yağ ve proteinler burada enerjiye çevrilemezler.

Glikoz önce hücrenin dış zarından ***insülin*** yardımıyla hücreye girer. İnsülin hücre zarındaki kendisine ait ***insülin reseptörü*** denen bir yapıyla birleşir. Hücre glikoza kapısını ancak böyle açar. Hücrenin sitoplazmasına geçen glikoz, zincirleme biyokimyasal olaylarla ***pirüvat*** adı verilen bir ürüne dönüşür. Buraya kadar olan enerji elde etme süreci B planıdır. B planında glikozdan pirüvata kadar az miktarda enerji üretilir. Ama bu pirüvat alınıp mitokondri matriksine gönderilirse süreç A planına geçer ve o zaman çok enerji üretebilir. **Sağlık ve hastalıkta farkı yaratan bu geçiştir.**

Arzu ettiğimiz enerji modeli daima A planı olarak adlandırdığımız mitokondrideki enerji üretimidir. Bunun için mitokondrilerin sağlam olması ve yeterince oksijen alması gerekir. Bunlar olmazsa pirüvat mitokondriye geçemez. Pirüvat mitokondriye taşınamazsa hücre sitoplazmasında birikir. Oksijensiz solunumla enerji üretebilmek için ***laktat***'a dönüşür. Pirüvat, laktat yani ***laktik asit*** olur. Maalesef laktik asit istenmeyen bir son üründür.

Hücre sitoplazmasındaki pirüvat mitokondriye geçebilirse, mitokondride ***Krebs siklusu*** denen biyokimyasal sürece uğrar. Krebs siklusu hakkında bilmemiz gereken tek şey B planı enerjiden A planı enerji üretimine geçiş olayının adı olmasıdır.

Özetle;

- √ **B planı enerji üretiminin tıbbi adı glikolizdir.**
- √ **B planı hücrenin sitoplazmasında gerçekleşir.**
- √ **B planında oksijen gerekmez-anaerobiktir.**
- √ **B planında glikoz, pirüvata dönüşür.**
- √ **B planında 1 glikozdan 2 tanecik ATP elde edilir.**
- √ **Pirüvat oksijen varsa ve mitokondri sağlamsa A planı enerji üretimi için mitokondriye taşınır.**
- √ **A planı enerji üretiminin tıbbi adı Krebs siklusudur.**
- √ **A planında; pirüvattan mitokondride 34 ATP daha elde edilir.**
- √ **A planında mitokondrilerimiz sağlamsa 1 glikozdan 36 ATP elde ederiz.**
- √ **Mitokondri hasarlıysa veya oksijen yoksa B planında kalır; 1 glikozdan 2 ATP elde ederiz.**
- √ **B planın sonucu; laktik asittir.**
- √ **B planı fermantasyon, yani çürüme ile enerji elde etme halidir.**

Not: Glikoz A ve B planlarının ikisinde de kullanılabilirken, yağlar asla B planına uğramazlar. Yağ yakımı sadece mitokondride olur. 1 yağdan 129 ATP elde edilir.

Mitokondrilerde bu yüksek enerji nasıl elde ediliyor şimdi de ona bakalım.

Hayatta kalma stratejileri A planı

Mitokondrideki Krebs siklusunda yiyeceklerin içinde saklı enerji ayrıştırılır ve bu enerji en son ***NADH*** **(Nikotinamid adenin dinükleotit koenziminin indirgenmiş halidir)** isimli bir maddenin içindeki H harfiyle gösterilen hidrojenlerde toplanır. Yiyeceklerdeki enerjinin en son ulaştığı enerji şekli bu maddedir. (Bu harflerin böyle yan yana gelip kimyasal kısaltmalar oluşturmasına siz pek aşina olmayabilirsiniz belki ama uzun ömür meraklısı bilim insanları tarafından ***'vitamin desteği'*** olarak üretildiler ve çoktan hayatımıza girdiler bile.)

NADH elektron taşıyışıdır. Bitkilerdeki enerjinin; bitkinin yaprağı, tohumu, meyvesi içindeki atomlarda ***elektronlar*** olarak depolandığını hatırlayalım. Yani, enerji, yiyecek halindeyken örneğin elma gibi görünse de aslında enerji, elmanın karbon atomlarının arasındaki bağların elektronlarında saklıdır.

Ne yersek yiyelim, sonuçta enerjiye dönüşen o yiyeceğin içindeki elektronlardır. Bu ekmek de olsa, üzüm de olsa, yoğurt da olsa fark etmez, son durum aynıdır. Karışık sindirim sistemimiz ve hazım işlemi, mide ve karaciğer gibi tüm sindirim organlarımız aslında yenilenleri en son NADH'a aktarılacak hale getirmeye çalışır. Hiçbirimiz elma yedik diye elmayı mitokondride yakmayız. Elmadan gelen elektronları yakarız.

Elektronları ateşe ver

Yiyecek elektronlarını kullanarak enerji üretme işi mitokondrinin zarı olan matrikste gerçekleşir. Oksijen burada devreye girer. Nefes almamızdaki amaç; matrikste oksijenli solunum ile enerji üretebilmektir. Elektronlardan enerji alabilmek için onları okside etmek gerekir. Oksidasyon gıdalardaki yüksek enerjili elektronların hava ile yakılıp daha düşük enerjili elektron alıcılarına taşınmasıyla başlar. **Aradaki enerji farkı ATP oluşturmada kullanılır.** Enerji elde edilirken son ürün olarak da karbondioksit ve su çıkar.

Yiyecek elektronları + Oksijen = Karbondioksit + Su + ATP

Bu aşamada ATP elde edebilmek için; içlerinde yiyecek elektronlarını taşıyan elektron taşıyıcılarından hidrojenler ayrılır.

NADH = NAD + H

Yani NADH'deki H (Hidrojen) ayrılır. Bu hidrojen zaten içinde yiyeceklerdeki enerjiyi taşıyan kısımdır.

NADH evrensel elektron taşıyıcıdır. Bitkilerde de hayvanlarda da yiyecek elektronları NADH ile taşınır. Enerji elde etme işi tüm dünyadaki canlılarda işte bu NADH'ın HİDROJENİ üzerinden olur. Mitokondri içindeki NADH/NAD oranı mitokondrinin enerji kapasitesini belirler. Beslenmekteki amacımız besinlerden maksimum NADH elde edebilmektir. NADH'ın hidrojeni besinlerden gelen elektronları taşır. Tüm canlılarda bu hidrojen üzerinden enerji elde edilir.

Hidrojenden enerji elde edilmesi için, hidrojenin atomu ayrıştırılır. Hidrojen en basit atomdur. Artı işaretiyle gösterilen bir protoncuğu p (+) ve eksi işaretiyle gösterilen bir elektroncuğu e (-) vardır.

Hidrojenin (-) eksi yüklü elektronundan gelen enerji ile hidrojenin artı (+) yüklü protonu, ***proton pompası*** adı verilen bir sistemle mitokondri matriks zarının dışına pompalanır. Bu durumun adı da ***Elektron Transport Zinciri***, yani kısaca ***ETS***'dir.

Elektron transport zincirinin doğru çalışması yaşlanmada ve hastalıklarda o kadar belirleyicidir ki gelecek tıbbının üzerinde en çok araştırma yapacağı konu ETS'dir.

Elektronlar (-) yüklü iken protonlar (+) yüklüdür. Matriksin dışına pompalanmış protonların yarattığı artı (+) yük, zarın dışını artı (+) elektrik yüklü hale sokar. *(Bu kadar ayrıntı sıkıcı gelebilir. Ama uzun yaşamın sırrı bu (+) ve (–) meselesinde gizlidir.)*

Sonuçta matriksin bir tarafı protonlarla yani artı (+) yükle dolu iken zarın öbür tarafı öyle değildir. Bu durum konsantrasyon farkı yaratır. Bu fark yüzünden protonlar çok oldukları yerden az oldukları yere doğru hızlı bir şekilde gitmek isterler. **Tıpkı hidroelektrik santrallerde suyun yukarıya pompalandıktan sonra tekrar yer çekimiyle şelale gibi aşağıya akması gibi bir durum oluşur.** Suyun bu hareketinden santraldeki türbinin dönmesi ve elektrik elde edilmesi gibi protonlar da zarın bir tarafından öbür tarafına geçerken bir tür türbin döndürürler. Bu türbin de ATP'nin elde edildiği son noktadır.

En baştan hatırlayalım...

Güneş bitkilere ulaştı, enerji bitkinin elektronlarında toplandı.

↓

Bitkileri, meyveleri yedik, yiyecekler sindirildi.

↓

Hücreye geldi.

↓

Sitoplazmada B planı bitirildi.

↓

Mitokondriye giriş yapıldı, A planı başladı.

↓

Yiyecekteki elektronlar NADH üstünde toplandı.

↓

NADH'den hidrojenler ayrıştırıldı.

↓

Hidrojenlerdeki protonlar matriks dışına itildi.

↓

Matriksin dışı artı (+) içi eksi (-) yüklü hale geldi.

↓

Bu fark sayesinde ATP elde edildi.

SONUÇ: Güneş yedik, enerji elde ettik!

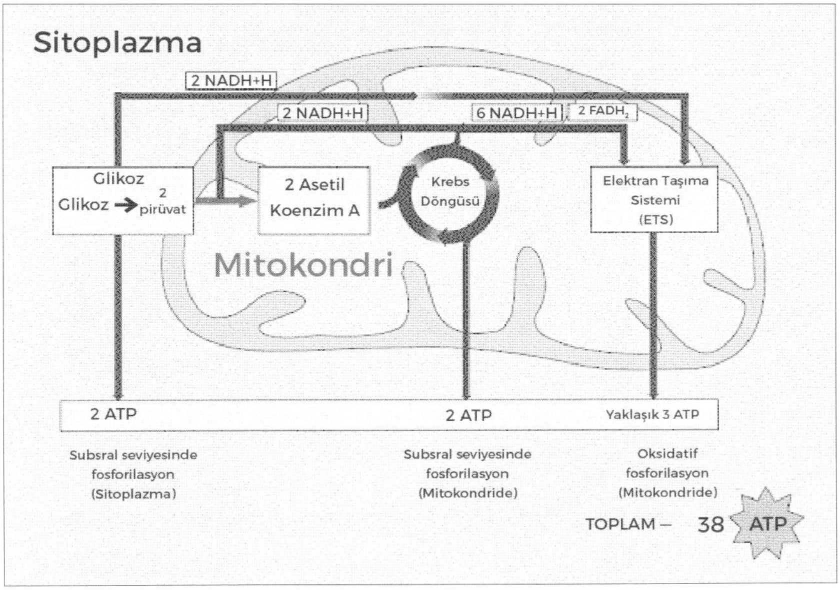

Şekil 4: Mitokondride ATP üretimi

İşte nihayet yemek yemenin amacına ulaştık. Enerji elde ettik.

Çok şükür.

Ama bu yemek bedava değildir. Doğada bunun bedeli vardır...

BÖLÜM 2:

CANLILIK İÇİN ÖLÜMSÜZLÜĞÜ TAKAS ETMEK

Serbest Radikaller ve Antioksidanlar

Beslenme, besinlerin oksijenle yanması demek olduğuna göre her oksijenle yanan maddede olduğu gibi yanma sonunda biraz **kül** oluşacağını öngörmemiz zekicedir. Meselenin karmaşıklaşması da bu aşamada başlar. Kül zararlıdır. Atıktır. Çöptür. Bu külün biyokimyasal adı ***serbest radikal***'dir. Serbest radikaller birer anarşisttir.

Her gazete köşesinde yıllardır okuduğumuz ***antioksidasyon*** ve ***serbest radikaller*** konusu enerji üretimiyle ve hastalıklarla bağlantılıdır. Zaten başımıza ne geliyorsa bu serbest radikallerden gelir.

Serbest radikaller en mühim hastalanma ve yaşlanma sebebimizdir!

Başka sebeplerle hastalanıyor ya da yaşlanıyor gözüküyorsak da bu, resmin çok üstten bakılan görüntüsüdür. Asıl manzara atomlar seviyesindedir ve her türlü hastalık ve yaşlanmada temel ortak payda serbest radikal hasarıdır. Sağlığı ve gençliği garantileyen en mühim mikro önlem serbest radikallerin az olmasını sağlamaktır.

Düşmanını iyi tanı: Nedir serbest radikal?

Daha önce ne demiştik? Bir atomda elektron, proton ve nötron vardır. Elektron ve proton sayısı birbirine eşittir. Proton artı (+) yüklü, elektron eksi (-) yüklüdür, bunları biliyoruz.

- Bir atomda elektron sayısı protondan daha azsa yani elektron eksikse atom artı (+) yük alacaktır. İşte bu eksik elektronlu atoma ***serbest radikal*** denir.
- Bir atomda elektron sayısı proton sayısından fazla ise yani eksi (-) yük fazlaysa bu atom ***antioksidan***'dır.

Yani atomun artı (+) yüklü olduğu durumda atom serbest radikaldir. Elektron azdır. Atom kararlı değildir. Kararsız bir atom çok saldırgandır. Kendisinde eksik olan elektronu saniyenin binde birinde gidip kendine en yakın elektron vericisinden çalacaktır. Elektronu çalınan madde zarar görür ama serbest radikal elektron çalmanın neye mal olduğunu umursamaz. Serbest radikale elektron veren ise antioksidandır.

Serbest radikal = Elektron yok

Antioksidan = Elektron çok

Bunu böylece basit bir biçimde hatırlayabilirsiniz.

Demek ki "Antioksidan besin yiyin", "O antioksidan-bu antioksidan" diye duyduğumuz zaman o besinlerin elektronunun çok olduğunu, **besinin elektron verebilir halde olduğunu** anlamamız gerekir. Bu tip besinler elektron donörüdür. Yine günlük hayattan duyduğumuz "Serbest radikal yapar" denen maddeler (işlenmiş gıdalar, kimyasallar, koruyucular, enfeksiyonlar, kirli hava, kızartmalar, barbekü benzeri yüksek ısıda pişmiş yiyecekler, sigara) vücuttan elektron çalınacağı anlamına gelmektedir.

Serbest radikallerin dışarıdan gelenlerini bir yana bırakalım şimdilik. İçeride oluşanlar bizim konumuz şu an. Oksijen kullanarak enerji üretimi en çok hücrenin mitokondrisinde olduğuna göre, en çok kül de orada açığa çıkacaktır. Gerçekten de vücuttaki en çok serbest radikal üretilen yer mitokondrilerdir. ATP üretilirken serbest radikaller ortaya çıkar. Ama serbest radikale karşı antioksidan savunma sisteminin en güçlü olduğu yer de yine mitokondrilerdir. Vücudumuz akıllı bir makinedir. Ancak bu antioksidan koruması sınırlı kapasitededir.

Mitokondrilerdeki antioksidan ve serbest radikallerin birbirine oranı hayatımızın hem kalitesini hem uzunluğunu belirler. İşte uzun yaşamın sırrı olan bahsettiğimiz (+) ve (–) meselesi budur. Mitokondrilerde oluşan (–)'ler antioksidan, (+)'lar serbest radikallerdir. Bu denge (+) tarafına kaydığında, yani serbest radikal üretimi arttığında hastalıklar başlar. **İstisnasız tüm hastalıklarda mikro düzeydeki başlangıç noktası budur.**

Beslenmenin bedeli serbest radikallerdir

Beslenmek hiçbir durumda %100 karlı bir iş değildir. Yani ne yerseniz yiyin her şekilde bir zarar göreceksiniz. Bu doğanın kanunudur. Canlılık için beslendikçe, işin sonunda oluşan, istenmeyen 'artıklar' yıllar içinde birikecektir. Yaşlanmak 'artıkların birikmesidir.'

Canlılık için ölümsüzlüğü takas ederek dünyaya geliyoruz. Ancak kitabımızın konusu olan beslenme şekli **minimum zarar, maksimum kar** üzerinedir.

√ **Maksimum kar, maksimum iş enerjisi demektir. Bu enerji, tamir, büyüme ve hareket için kullanılacaktır.**
√ **Minimum zarar, enerji metabolizmasının artığı olan çöplerin minimum olması demektir. Bu da minimum hastalık, maksimum ömürdür.**

Özetle 'maksimum karla çalışan bir enerji üretim sistemimiz' varsa maksimum ömrümüz olacaktır. **Sonsuza dek yaşamanın önündeki engel enerji azlığı ve çöptür.**

Bunu nasıl sağlayacağımızı kitap boyu konuşacağız. Ancak önce nasıl olur da ne kadar sağlıklı yersek yiyelim mutlaka bir miktar serbest radikal zararı görüyoruz onu anlayalım.

Enerji için ödenen bedel

Besinleri sindirip hücreye göndermiştik. Hücrede önce sitoplazmada sonra hücrenin enerji pili olan mitokondride en sonunda mitokondri zarında ATP elde ettik. İşte bu son kısım canlılık için en şart olan kısım. Çünkü asıl yüksek enerji burada elde ediliyor. Ve enerji için bedel de burada ödeniyor.

Enerjinin, basitçe yiyeceklerdeki enerji yüklü elektronların enerjisi olduğunu hatırlayalım. Bu enerjiyle, protonların zarın bir tarafından diğerine **zorla** itildiğini hatırlayalım. Zarın dışına pompalanan artı (+) yükler zarın dışını artı (+) elektrik yüklü yaptı, içerisi ise daha düşük voltajda oldu. Bu voltaj farkı sebebiyle protonlar çok oldukları yerden az oldukları yere, içeriye doğru şelale gibi aktı. Tam da hidroelektrik santralinin türbini gibi ve böylece ATP elde ettik.

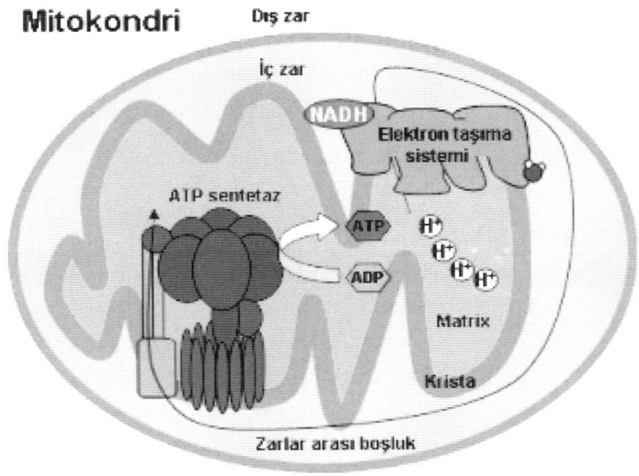

Şekil 5: Mitokondride enerji üretimi ve proton pompası

Görüldüğü üzere asıl önemli olan artı (+) protonların mitokondri matriks zarı dışına itilebilmesidir. Neden zorla itilir? Çünkü mitokondri zarı protonlara geçirgen değildir. Enerji ile itilmesi gerekir. Şimdi burada duralım. Eğer zarın içinden dışarı bu protonlar yeterince itilememişse ne olur?

Öncelikle enerji azalır, çünkü ATP üretimi azalır. Protonlar matriksin dışına yeterli sayıda pompalanamamıştır. Zarın dışında proton konsantrasyon farkı yaratılamamıştır. Peki, artı (+) yüklü protonlar dışarı atılamayıp içerde kalırsa enerji azalmasından başka ne olur? Artı (+) yüklü olarak öylece kalırlar mı? Kendilerinde eksik olan elektronu (-) aramazlar mı? Kendilerine eksi arayan, artılara sahip atomlara serbest radikal demiyor muyuz?

İşte oksijenle besinleri yakmanın bedeli olan kül (serbest radikal) böyle oluşur. ATP üretilirken her zaman ufak tefek proton sızıntısı -yani serbest radikal sızıntısı- olur. Bu en ideal şartlarda, en ideal beslenme şeklinde bile, toplam enerjinin binde üçü kadar serbest radikal sızıntısına denk gelir. Serbest radikallerin saldırısıyla normalde de bir miktar zarar görürüz.

- **Bu, her nefes alışımızda olur.**
- **Bu, oksijenli yaşamın bedelidir.**
- **Enerji elde etmek isterken az veya çok serbest radikal üreteceğiz.**
- **Bunlarla baş etmek zorundayız.**

Şömine odununun ısı enerjisi yanında duman çıkarması, kül bırakması gibi enerji elde ederken her zaman bir miktar kül bırakırız. **Zaten yaşlanma dediğimiz bu kül birikimidir.** Hangi besinlerin bu şöminede iyi odun olup yanarken az kül bırakacağı, hangilerinin zaten kaçınılmaz olan doğal küle fazladan katkı yaparak yanacağı bizim bu kitapta anlatacağımız konudur.

Bakalım bu küller şöminede birikince sağlığa ne oluyor?

Serbest radikaller çılgın ve saldırgan şeylerdir. **'Radikal'** isminden anlaşılacağı üzere önlerine gelen her şeyi yıkabilme güçlerine sahiptirler. Eksik elektronlarını bulmaktan başka dertleri olmadığından en kolay nereden elektronlarını alabiliyorlarsa oraya saldırırlar.

Serbest radikallerin tüm vücutta en kolay elektron aldığı yer zarlardaki ***lipitler***, yani zarların ***yağıdır***. **İşte bu bilgi hayati önemdedir.**

Vücutta korunacak en önemli organeller
hücrenin zarı ve mitokondri zarlarıdır.
Kalpten de beyinden de önemlidir!

Egzajere etmek için böyle söyledim sanıyorsanız; hayır. Zaten bu organlar da hücrelerden oluşur, onların hücreleri de aynı enerji metabolizmasını kullanır. Hatta daha çok enerji ihtiyaçları olduğu için normal hücrelerden daha fazla sayıda mitokondrileri vardır. Dolayısıyla asıl bu organlar enerji işinde serbest radikallerden –bir diğer deyişle teröristlerden- golü yer.

Dikkat! Elektronunuzu Çalıyorlar!

Gönüllü antiterör ekibi

Teröristlerden zarları korumak hücremizin işidir. Her hücrenin içinde serbest radikal atağını koruyacak çeşitli kül temizleyici sistemler vardır. Bunlar bizim ***antioksidan*** sistemlerimizdir. Serbest radikal, oksitleyerek (paslandırarak) zarar veren ise antioksidan da onu durdurandır. Antioksidan, serbest radikale eksik elektronunu gönüllü olarak verendir. Serbest radikal gönüllü verici bulamayınca gönülsüz olandan zaten alacaktır.

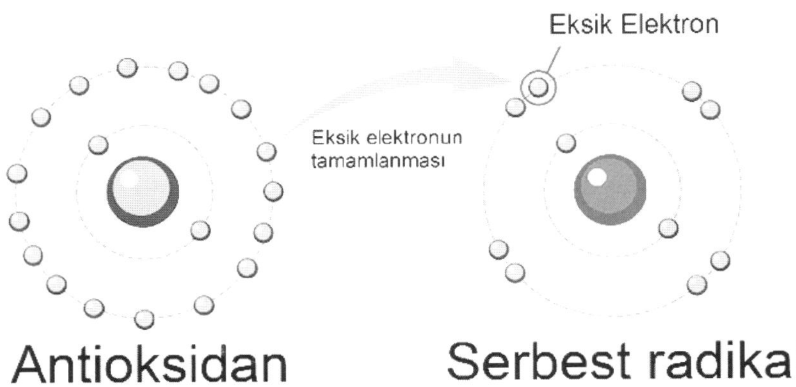

Şekil 6: Antioksidanlar ve serbest radikaller

Serbest radikalin, ortada gönüllü antioksidan yok ise elektron çalacağı en kolay yer hücre zarlarıdır. Mitokondri zarı yani matriks ve mitokondrilerin içinde olduğu ana hücrenin dış zarı elektronların çalınacağı kolay hedeflerdir.

Hırsızlık ilk önce matriksten elektron çalarak başlar. Çünkü proton pompalama işi buradadır. Bu protonlar matriksten dışarı pompalanamazsa serbest radikal olarak hareket ederler. Matrikse saldırırlar. Matriks, en çok terörist oluşum yeridir.

Peki, neden serbest radikaller zarları sever? Biraz da buna bakalım.

Gönülsüz antiterör ekibi

Hücrelerdeki tüm zarlar doymamış yağlar açısından zengindir. Böyle de olmalıdır. Doymamış yağ oranı yüksekse, zar genç bir zardır. İnce ve esnektir. İçi elektronla doludur. Bu elektronlar zarı ince ve esnek yapar. Doymamış yağ terimini her duyduğunuzda bu doymamışlığı '**protona doymamışlık**' gibi algılayın. Doymamış yağ demek elektronları bol demektir. Protonları (istemeyerek de olsa) doyurabilir demektir.

İşte hücre zarları, içi elektron dolu doymamış yağları sebebiyle, eğer hücre içi antioksidan sistemler yetersizse fazla serbest radikallerin elektron çaldığı ilk yerdir. Zarlar bir tür antioksidan görevi görür ama **istemeyerek.**

Ölüm pasla gelir

Serbest radikaller matriksin içindeki yağların elektronlarını alarak zarı okside ederler. Paslandırırlar. Zar paslanır. Kötü bir zar olur. Zaten enerji üretiminin kendisi de zar üzerinde olduğundan enerji üretimi de hasar görür. Matrikste serbest radikal hasarı olunca ATP üretimi yavaşlar. Bu durumda enerji biter. Sonuçta mitokondrilerinde enerji üretemeyen hücrenin ölümü gerçekleşecektir. **Çünkü serbest radikal oluşumu ve zar hasarı kısır döngü olarak devam eder.**

Zar, serbest radikallerden zarar görürse:

- ***Zar üzerindeki elektron azalır, zar kalın ve sert olur. Zar paslanır.***
- ***Oksijenin mitokondride kullanımı yavaşlar, çünkü bütün oksijenli ATP enerjisi elde etme işi zar üzerinde olmaktadır.***
- ***Protonları zarın dışına atan proton pompasının hızı yavaşlar.***
- ***Protonlar yani serbest radikaller zar üzerinde birikir.***
- ***Zar daha da paslanır.***
- ***ATP oluşması yavaşlar ve sonunda biter.***
- ***Mitokondri ölüm kararı alır.***
- ***Yerine yeni mitokondriler yapılır.***

Bu hücre ölümünün adı **apoptozis**'tir. Yani '**planlı hücre intiharı**'dır ki bu bizim için çok kıymetli, sağlımızı koruyan bir durumdur. Kötü çalışan mitokondriyi hangi organımız ister ki? İyi çalışmayan mitokondrilerin ortadan kaldırılması iyidir. Yerine yenileri gelmelidir. Hasarlı hücrenin intiharına mitokondriler karar verir. Mitokondriler toplumsaldır. Mitokondri hasarlandıysa, bütünün hayrı için intihar ederek kendini feda eder. Planlı hücre intiharı-apoptozisin bozulduğu durum hastalıkları ve kanseri getirir. **Kanser hücresi bencildir. Bütünün hayrını düşünerek intihar edeceğine, bütünü yok edecek şekilde büyümeye çalışır.** Apoptozis yenilenebilmemizin, eskiye razı olmamamızın tek yoludur.

Ancak mitokondri yenileme işinde yaş ilerledikçe zorlanırız. Mitokondriyi yenileyemeyince ya kötü çalışan hücreye ya da eskisinden daha az enerjiye razı olmak zorunda kalırız. **Demek ki yaşlandıkça mitokondrilerimize daha iyi bakmalıyız!** Onları serbest radikal hasarından daha fazla korumalıyız. Mitokondrileri hasarlayan şey serbest radikal sızıntısının artmasıdır.

İşte bu yüzden hem vücudun kendi antioksidanları hem de besinlerden aldığımız antioksidanlar zaruridir. Çünkü yeterince antioksidan yok ise bedel zarların hasar görmesi şeklinde ödenecektir. Eğer zarı kötüleşmiş hücreler apoptozisle ölürlerse bu gene iyidir. Sonrasında bu kötü hücreler kendilerinin yerine yeni kopyalarını getireceklerdir. Ama bu kopyalama zaman içerisinde sıklaştıkça elbette bazı **'kötü kopyaların kötü kopyası'** şeklinde oluşumlar olacaktır.

Ortaya hücrenin kötü bir kopyası çıkarsa veya intihar eden hücrenin yerine yeni kopya yapılamıyorsa büyük ihtimalle yaşlanmışsınız demektir. Gençlikte aynı işi yapan daha çok mitokondri ve daha çok enerji varken yaşlandıkça bu işleri yapmak için yeterli enerjimiz ve mitokondrimiz olmayacaktır. Zaten 90 yaşındaki bir kişinin mitokondrileri 20 yaşındakine göre %50 azalmıştır. Az mitokondri az enerji demektir. Az enerji az iş, az tamir demektir.

Yaşlandıkça bozulan piller

Hastalıkların oluşması elbette ki bir günde olmuyor. Tüm bu anlattığımız şekildeki hasarlar hücrelerin içerisinde yıllarca birikiyor ve daha sonra organlarda hastalıklar gelişiyor. **Dolayısıyla ağır hastalıklar yaşlandıkça iyi çalışmayan hücrelerin birikimiyle ortaya çıkıyor. Örneğin kanser bu yüzden ileri yaşlarda daha sık görülüyor.**

Kanser hücresi aslında zor şartlarda ayakta kalmaya çalışan akıllı bir hücreden başka bir şey değildir. Ölmemek için şartları o kadar zorlar ki, gelişmiş insan hücresi yerine tek hücreliler gibi fermantasyonla yani çürümeyle enerji üretir. Her şeyin başı yine o veya bu sebeple artan serbest radikal hasarıdır.

Serbest radikal sızıntısıyla mitokondri zarı bozulursa elektron transport zincirinden elektron elde edilemez. ETS çalışmazsa oksijenli A planında enerji üretmek mümkün olmayacaktır. Elimizde bir tek B planı enerji üretimi kalır. Bu durumda glikozdan üretilen pirüvattan laktik asit ortaya çıkar. Laktik asit, adı üstünde asittir. **Biriktikçe hücrenin pH'ını alkali olması gerekirken asidiğe çevirecektir. Asit pH hücrenin enerji için oksijen kullanımını azaltır.** Hayatta kalmaya çalışan hücre, oksijensiz enerji elde edebildiği tek madde olan glikozu kat kat daha fazla kullanmayı tercih eder. Glikozdan sitoplazmada enerji elde edinimi devam ettikçe, asit artacak, biriken zarardan hücre DNA'sı da etkilenecektir. Sonunda hücre kontrolsüz çoğalmaya başlayacaktır. **İşte buna kanser diyoruz. Kanserde basitçe, mitokondriler hasarlıdır. Buna rağmen hücre planlı hücre intiharı yani apoptozis de yapamamıştır. Apoptozis mekanizmaları çalışmayan hasarlı hücre ölmüyorsa kontrolsüz çoğalır.**

Kendimizi beladan sakınma kozlarımız neler?

Tüm bu bilgilerin ışığında gelelim o soruya; mitokondrilerimizi ve zarlarını sağlam tutmak için ne yapabiliriz? Öncelikle yiyeceklerimizi doğru seçebiliriz. **Vücuda bol elektron yani bol antioksidan veren besinleri seçebiliriz. Zarlardaki yağları yerine koyabiliriz.** Ardından yaşam şeklimizi uykudan egzersize, sigara kullanmamaya kadar değiştirebiliriz. Bunlar elimizdeki güçlerdir. '**Kader**'i kontrol eden elimizdeki kozlar bunlardır.

Eğer biyolojimizi -buradaki açıklamalardan öğrendiğimiz üzere artık yeni terimimizle **kuantum biyolojimizi**- iyi biliyorsak ve kurallara uyarsak maksimum uzunlukta yaşamı kucaklayabiliriz.

Bu kitabın adı neden 'Kuantum Beslenme'?

Çok basit. Biyolojik bir olayda elektron, proton gibi atom altı etkileşimler söz konusuysa, kuralları kuantum biyolojisi koyar. Klasik biyoloji değil.

Elektronlar kuantum şeyciklerdir.
Beslenmedeki amaç elektron (-) elde etmektir.

Protonlar da kuantum şeyciklerdir.
Hastalıklara sebep proton (+) hasarıdır.

Hayat artı (+) ve eksi (-) yüklerinden başka bir şey değildir.

Ama denge istenmez. Her zaman için eksinin artıdan fazla olması gerekir. Eksi, enerji için gereklidir. Bu ikisinin dengede olması veya artının fazla olması ölüm demektir.

Canlılık biyoelektriğin akmasıdır

Mitokondri zarının iki tarafındaki artı (+) yük sayıları eşit olursa yani denge olursa, proton akışı durur. Çünkü elektrik yükleri eşit olur, o zaman bir ***gradiyent*** -yani elektrik yükleri arasında fark- olmaz. O zaman da ATP üretimi olmaz. Elektrik akışı durduğunda ölmüş oluruz. Elektriği durmuş tüm canlılar ölür. Ölüm, biyoelektrik akışının durmasıdır.

Demek ki iyi elektrik akışı için;

- ✓ ***Besindeki elektronlara,***
- ✓ ***Oksijene,***
- ✓ ***İyi zarlara***

ihtiyacımız var. Ancak böylece elektrik enerjisi üretip gereken ATP'yi de bulabiliriz. **Bu kitabın amacı elektriğimizi sağlayan elektronlarımızı arttırmaktır. Beslenme aslında biyoelektrik akışı için yakıt bulmaktır.**

"Beslenme konusunda strese girmek istemiyorum, benim elektriğim de yavaş akıversin" diyebilir miyiz?

BÖLÜM 3:

TÜM HASTALIKLARIN ORTAK TEK MEKANİZMASI

Her Hastalık Aynı Sebeple Başlar: Mitokondrilerin Bozulması

Sivilcelerinizin varlığına mı üzülüyorsunuz? Kanser mi atlattınız? Ya da yaşlılık lekeleriniz veya hipotiroidiniz mi sizi mutsuz ediyor? **Kıyaslanamaz gibi görülse de her hastalık az veya çok aynı sebeplerle başlar: Mitokondrilerin bozulması.**

Hücreleri bozulmamışsa organ niye hasta olsun ki? Peki, hücreler niye bozulur? Pek çok etkeni farklı başlıklarda toplasak da hep aynı noktaya varırız.

- **Hücrede enerji üretimi için yanlış besinler! (motora kötü yakıt)**
- **Enerji üretilirken ortaya çıkan serbest radikaller! (fazla egzoz dumanı)**
- **Serbest radikallerin yeterince temizlenememesi! (tıkalı egzoz)**
- **Hücre zarlarının serbest radikallerden hasar görmesi (egzozun motora zarar vermesi)**
- **İş ve tamir için enerjinin azalması (motordan gelen enerji azaldığından arabanın gitmemesi)**

Yıllar geçtikçe tüm bunların sonucu olan hastalıklar ve yaşlanma olur. Daha basit ele alacak olursak tüm bu süreç aslında çöp üretiminin artması, çöp atılımının azalmasından ibarettir.

Yukarıdaki kötü zincir nerede oluyorsa o organ zaten hastadır. Siz hastalıkları fark edene kadar tüm hastalıklar bu zincirdeki hatalarla oluşmaya başlarlar. Hasarlanmış hücrelerin birikimi o kadar çoğalır ki artık bir organınızda hastalık oluşur.

Acaba dünyada kaç tane hastalık adı mevcuttur? Bunu merak ettim, 30 bin diyor Google. Diyabet, hipotiroidi, polikistik over, kanser vb. hastalıkların adı farklı olabilir ama temel başlangıç aynıdır. Her şey tek bir hücrede başlar. Bunun aksi durum ancak kazalar söz konusu olduğunda olabilir, hastalıklar değil. O halde o tek hücre sağlıklıyken nasıl olmalıdır bilelim ki bozulmasını engelleyelim.

Sağlıklı Hücre Nasıl Olur?

40 trilyon hücremiz olduğunu akılda tutalım. Hücrelerin bazı özellikleri tam olmalı ki onlara sağlıklı hücre diyebilelim.

Sağlıklı hücrede 1. kural: Zarlar sağlıklı olmalıdır!

Hücrelerin zarları ince ve esnek olmalıdır!

Bu esneklik ve incelik, zar içindeki Omega 3 yağlarının miktarına bağlıdır. Eğer Omega 3 yağları Omega 6'dan fazla ise zar ince ve esnektir. Omega 3 yağında bol elektron vardır. Tüm zarlarda elektronların çok olması istenir. Elektron varlığı zarı paslanmaya karşı korur. Zarın sertleşmesini engeller. Zarlardaki Omega 3 miktarı azalırsa, zarlar sertleşmeye başlar. Hücre zarının sertleşmesi tüm hastalıklardaki ortak noktadır.

Hücrenin dış zarının kapıları sağlam olmalıdır!

Hücre zarları, hücrenin içini ve dışını farklı bir iyon konsantrasyonunda tutar. Hücrenin içinde farklı bir elektrik yükü, dışında farklı bir elektrik yükü vardır. Bu yük farkları hücre zarlarının üstünde bir elektrik voltajı yaratır. Yani hücrelerin zarlarının üstü elektriklidir. İç-dış voltaj farkı normalde kapıları kapalı tutar. Hücre, içeri bir şeyin girmesini istiyorsa voltajı değiştirir, kapıyı açar sonra kapar. Bu elektrikli kapaklar **sodyum potasyum pompası** ve **iyon kanalları** dediğimiz biyokimyasal yöntemlerle açılır kapanır.

Her gün yiyip içtiğimiz gıdalarla aldığımız ve öneminden bunca bahsettiğimiz enerjinin %25'i yani dörtte biri bu kapıların açılıp kapanmasına harcanıyor desem sanırım bu kilitlerin önemi anlaşılır. Bunca enerji buraya harcanır çünkü hücre içine mal sokmak ve içeriden çöp atmak enerji isteyen çok mühim bir iştir. Bu kısımda bilinmesi gereken zar kapılarının iyi çalışmasının şart olduğu bunun da sağlam bir zar ile sağlanacağıdır.

Hücre dış zarındaki hormon kilitleri sağlam olmalıdır!

Hücre zarlarının üzerinde kilit şeklinde hormon reseptörleri vardır. Geleni tanıyan ve kendisine uygun hormona cevap veren bu reseptörler bir tür kilit gibi çalışır. Hormonların hücrelere emir verebilmesi için anahtar gibi kilide tam uyması gerekir. Sağlıklı hücre zarında hormonlar Lego gibi reseptörlerine uyar, anahtar kilit uyumu gösterirler.

Anahtar-kilit uyumu olmadan hormon hücreye iş yaptıramaz. Zaten hücre zarları sertleştiğinde, esnekliğini ve inceliğini kaybettiğinde bu reseptörler yani kilitler kendi anahtarlarına uymaz. En basit örnek defalarca duyduğumuz **insülin rezistansı** denen durumdur. İnsülin hormonuna uyan kilit bozulmuştur. Bu konuya ileride ayrıntılı olarak döneceğiz.

Mitokondri zarları da hücre zarı gibi ince olmalıdır!

Matriksteki elektron transport zinciri hayati öneme sahiptir. Yiyecekteki elektronları buraya kadar getirebildiysek oksijenle yakıp ATP üretmemiz için bu zarın sağlamlığı şarttır. Hatırlayın; bu zarın içinden dışına proton pompalanır, sonra ATP oluşturulur. Bu zar ince olmalıdır ki protonlar kolayca zarın dışına pompalansın. Yoksa protonların içeride birikmesi serbest radikal hasarı yapar ve bu hasar eninde sonunda hücreyi öldürür.

Sağlıklı hücrede 2. kural: Antioksidan mekanizmaları iyi çalışmalıdır!

Hasarın başlıca sebebi serbest radikal artması ve antioksidan sistemin yetersiz olmasıdır. Hücre içinde **glutatyon, selenyum, süperoksit dismutaz** isimleri ile bildiğimiz birtakım antioksidan sistemler vardır ve bunlar 7/24 meşguldür. Daha önce bahsi geçen NADH antioksidan olarak da iş görür. Besinlerle gelen elektronları taşır. Elektronlar antioksidandır.

Glutatyon bunların en önemlisidir. Zaten diğerleri de glutatyona yardım eder. Glutatyon hücre ve mitokondri içindeki serbest radikalleri temizleyen en önemli hammaddemizdir. Glutatyonu ve diğer antioksidanları arttırmaya yönelik beslenme önerileri ileride verilecektir. Bunların daima yeterli serbest radikal temizliği yapabilmeleri gerekir. Çöpçüler iyi çalışmalıdır.

Sağlıklı hücrede 3. kural: Hücre kendini tamir edebilmelidir!

Sağlıklı hücre iyi zarlara ve iyi bir çöp temizliğine sahip olduğu kadar kendi kendini onarabilme kapasitesine sahip olmalıdır.

Sağlıklı hücrede 4. kural: Gerekirse bütünün hayrına kendini feda edebilmelidir!

Tam burada ***apoptozis*** ve ***otofaji*** devreye girer. Hatırlayın, ***apoptozis*** hücrenin hasarı tamir olamayacaksa, hücrenin kendini öldürerek yok etmesi demektir. ***Otofaji*** ise sağlıksız olan hücrelerin vücudun diğer hücreleri tarafından yenilerek yok edilmesi demektir.

Bu iki yöntem de eskimiş veya hastalanmış hücrelerden kurtulmak için anlamlı yollardır. Bu iki yolun da çok iyi çalışması gerekir. Aksi halde beceriksiz, çöpleri birikmiş, az enerji üreten hücreler organların fonksiyonlarını azaltır. Bu durumun adı ise hastalık olur.

Basitçe bu kısımda anlatılanları hatırlayalım:

√ *Hastalıklar mitokondriden başlar.*

√ *Mitokondrideki serbest radikallerin temizlenememesi hastalık sebebidir.*

√ *Serbest radikallerin saldırı hedefi ilk önce zarlardır.*

- √ *Zarlar, serbest radikallere antioksidan olarak elektron verir.*
- √ *Elektronunu kaybeden zar paslanır.*
- √ *Zar hasarlanması tüm hastalıklardaki ortak başlangıç noktalarından biridir.*
- √ *Beslenmede mitokondriye doğru yakıt seçilmelidir.*
- √ *Elektronu bol ise o besin antioksidandır.*
- √ *Elektron az ise o besin serbest radikaldir.*

Sonuç; yeterince elektronumuz olsa belki de ölümsüz olabiliriz. Şu an uzun ve sağlıklı bir yaşam yolunda elimizdeki en büyük güç, enerji üretimi için besin seçimlerimizi mitokondrilerimizin hayrına yapabilme gücüdür.

Mitokondrilerin hayrına olan beslenme şekli, yani eski adıyla **alkali beslenme**, bu kitabın yükseltilmiş bilgi seviyesiyle **kuantum alkali beslenmedir**.

pH Nedir?

Alkali beslenme başlığı geçtiğinde pH dengemizi tekrar hatırlamamız gerekir. İşin özü bu kısmı kavramaktan geçer. pH hidrojenin proton (+) yükünün miktarıdır. Karışık gelmesin, son derece basittir; **nerede hidrojenin protonu (+) çoksa orası asittir. Tersi olarak, nerede hidrojenin elektronu (-) çoksa orası alkalidir. Kitabın başından beri hidrojenin proton ve elektronundan bahsediyoruz zaten. Şimdi bu bilgileri birleştirelim.**

pH değeri 0'dan 14'e kadar ölçülen bir skalada gösterilir. Asit değer, pH'ın 7 ve altında olması demektir. Bir sıvıda veya dokuda artı (+) yüklü protonların sayısı fazlaysa o sıvı veya doku asittir. Protonların serbest radikaller demek olduğunu hiç unutmayalım.

- ***Asitlenme,***
- ***Proton artması,***
- ***Artı (+) yük artması,***
- ***Serbest radikal artması***

hepsi aynı şeydir.

Asidin karşılığı olan alkali ise şu demektir; bir sıvı veya dokuda artı (+) yükler az ise, dolayısıyla da ortamda eksi (-) yükler fazla ise pH 7'nin üstündedir. Yani elektronlar fazladır. Elektronların fazla olduğu duruma ise antioksidanlar dediğimizi biliyoruz.

- ***Alkali olma,***
- ***Elektron artması,***
- ***Eksi (-) yük artması,***
- ***Antioksidan artması***

Bunların da hepsi aynı şeydir. O halde özetle '**asitlenme**' demek serbest radikal artması, '**alkali**' demek antioksidan fazlalığı demektir.

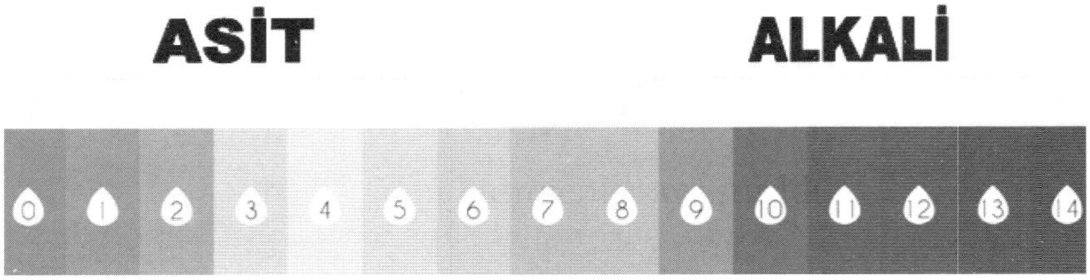

Şekil 7: Asit ve alkali pH

Alkali yiyecekler dediğimizde vücuttaki elektron miktarını arttıran antioksidan yiyeceklerden bahsediyoruz. İyi besini anlamak hiç zor değil şimdi değil mi? **Basit bir ifadeyle 'bize verebileceği elektronu çoksa' iyi bir besindir. Nokta.**

Vücudumuz sağlıklıyken alkalidir. Hücrelerin içi, dışı, hücreler arası sıvılar alkali pH'tadır.

Burada özellikle vurgulamam gereken yer, yine mitokondri matriks zarıdır. Çünkü vücuttaki en alkali sıvı matrikstedir. Çünkü normalde matriks, protonların dışarıya pompalandığı dolayısıyla artı (+) yükün en az tutulduğu yerdir. Buranın pH'ı 8-8,5 arasıdır. Vücudun en alkali hücre yapısı buradadır. Ve ancak böyle kalırsa yeterince enerji üretebiliriz.

Bu kitabın tüm amacı, beslenme ve yaşam şekli önerileriyle matriksin alkali pH'ını korumanın yolunu göstermektir. Uzun ömrün sırrı buradadır.

Tüm hücrelerde matriksin alkali pH'ını korumak için birtakım destek sistemler devrededir. **Asit tamponlama sistemleri** tüm vücudu alkali pH'ta tutabilmek için var gücüyle sürekli çalışır. Bu tampon sistemler istenen pH'ı koruyabilmek için proton yükünü yani serbest radikal yükünü azaltmaya çalışırlar.

Hatırlayalım; vücutta serbest radikal az olmalıdır. Bu basit ve mantıklıdır. Artı (+) yük çoksa kendilerine gereken eksi (-) yükü zarlardan alacak ve zarları hasarlayacaklardır. Böyle bir durumda önce artı (+) yükün ilk oluştuğu yer olan mitokondrilerin zarları iş görmez hale gelecektir. Mitokondri iyi çalışmazsa oksijen kullanılan A planı yüksek enerji üretimi biter. Enerji için yağları ve proteinleri de kullanamayız. Mitokondri çalışmıyorsa, sitoplazmadaki az enerji üretilen B planına muhtaç kalırız. Burada sadece **şeker** kullanılır. Bundan elde edilen enerji yeterli değildir. Asıl kötü sonuç laktik asit miktarının artmasıyla daha çok asitlenmedir.

Mitokondride enerji üretemez ve sitoplazmadaki enerji üretimine mecbur kalırsak oluşan laktik asit hücre içi pH'ını asitlendirir. **Asitlenme ile serbest radikal artması aynı şeydir.** Mitokondride başlayıp sitoplazmaya ilerleyen serbest radikaller bu sefer hücrenin dış zarına saldırır. Dış zarda doymamış bol elektronlu Omega 3 yağları olduğu için serbest radikaller oradan elektron çalmaya başlayacaktır. **Mitokondrilerin yetersiz çalışmasının ucu hücrenin dış zarının paslanmasıdır.** Sonuçta hücrenin ince ve esnek olması gereken dış zarı yani hücreye girişteki ana kapı da sertleşir.

Tüm hastalıklar hücrenin dış zarının sertleşmesi ile ilerler. Çünkü yiyecekler, yani enerjiyi sağlayan ham maddeler, bu zardan hücreye girdiği gibi çöpler de aynı yerden dışarı çıkmaktadır. Bütün hormonlar hücrenin dış zarı üstündeki reseptörler aracılığı ile emir verir. Zar bozuldukça emir komuta zinciri bozulur.

Serbest radikal çoğalması devam ettikçe (asitlenme arttıkça) hasar sırası hücrenin çekirdeğine gelir.

↓

Çekirdeğin içinde hayati bilgilerimizin saklı olduğu DNA'mız vardır.

↓

Serbest radikal hasarı ve asitlenme artması eninde sonunda DNA'ya da zarar verebilir.

↓

Bu da hücrenin başkalaşıp kanserleşmesine sebep olabilir.

Hastalığın adının önemi olmadan, hepsinin başlangıcı bu şekildedir. Durum ilerledikçe hasarın olduğu organa göre hastalık adlandırılır.

Şimdi adını sık duyduğumuz bazı hastalıklara bakalım mı?

BÖLÜM 4:

HANGİ HASTALIK NASIL GELİŞİR?

Aging (Yaşlanma)

En hastalıksız görünenimiz bile yıllar içinde meydana gelecek durum olan yaşlanmadan kaçamayacaktır. Genel bir şikayetimiz olmayabilir. Ama yine de cildimiz kırışır, saçımız beyazlar, hareket hızımız düşer, hafızamız yavaşlar. Yaşlandığımızda mikroskop ile organlarımıza zum yaparak yakından baksak şunları görürüz:

- **Hücrelerimizde atılamamış metabolizma artıkları vardır; eldeki kırışıklıklar bunun örneğidir. Alzheimer'daki beyindeki plaklar bunun örneğidir.**
- **Hücrelerimizin tamamında mitokondri sayımız azalmıştır. Artık aynı işi daha az mitokondriyle yapmak zorundayızdır. Bu, iş yapma ve tamir enerjimizin azaldığı anlamına gelir. Daha yavaş hareket eden, daha kolay yorulan, daha az iş gören mitokondrilere sahibizdir artık.**
- **Yaşlılıkta asıl bulgu, mitokondrilerimizdeki serbest radikal sızıntısı artışıdır.**

Yaşlanma sanki tüm işlerin ve tamir mekanizmalarının ağır çekimde yapılması gibidir. Bu ağır çekim halinin sebebi normalde hızı sağlayan enerjinin azalmasıdır. Bu enerjiyi çok iyi yesek bile geri elde edemeyebiliriz. Mitokondrilerimiz azaldığı veya fonksiyonlarını iyi yapamadıkları için istediğimiz kadar enerjik olamayız. **Hatta yediklerimizin çoğunu kiloya çeviririz çünkü yakamayız.**

Yaşı yıllarla değil mitokondrilerimizdeki serbest radikal sızıntısı miktarıyla ölçmeliyiz. Mesela farelerin mitokondrilerinde çok serbest radikal sızıntısı vardır. Bu yüzden ömürleri 1-2 yılla sınırlıdır. Ömürlerinin sonuna doğru yaşlanma hastalıklarına yakalanırlar. Oysa kuşlarda serbest radikal sızıntısı azdır, çok daha uzun yaşarlar ve yaşlanma hastalıkları göstermezler. **Canlı türlerinin ömürleri, enerji üretim miktarlarının serbest radikal sızıntısı miktarlarına oranıyla paraleldir.**

Mitokondrilerden serbest radikal sızıntısını engellemeye yönelik bir tedavi, istisnasız tüm yaşlanma hastalıklarının tek tedavisi olabilir.

Yaşlanma teorilerinden en çok taraftar bulanı mitokondri yaşlanması teorisi ve serbest radikal teorisidir (*Mitochondrial Theory of Aging* ve *Free Radical Theory of Aging*). Bu teorilere göre mitokondriler biyolojik saatimizdir. Elektron transport zincirinden elektron sızıntısı yaşlanmanın temelidir. Benim de düşüncem bu yöndedir.

Yıllardır tüketilen, kötü yakıt olan besinler bizde çok hasar bıraktıysa derhal beslenmemizi değiştirmemiz gerekir. Derhal egzozu az enerji modellerine yönelmemiz gerekir. **Şeker gibi ucuz yakıtlar yerine alkali besinleri koyarsak eskimiş hücrelerimizi**

yenileyebiliriz. Vücudu alkali yapan besinler demek, içlerinde elektron barındıran, antioksidan besinler demektir. Çöpü az besinler demektir. İşlenmemiş besinler demektir. Daha saf katıksız yakıt kullandıkça enerjimiz artacaktır. Biyolojik saatimiz geriye doğru çalışmaya başlayacaktır. Bu kadar tıbbi imkan ve bilim varken kronolojik yaşımızın ilerlemesine üzülmeyi bırakıp biyolojik yaşımıza odaklanmalıyız. Bunun yolu alkali beslenmeden, alkali yaşam şeklinden geçer.

Antiaging; yani genç kalmak basitçe buna bağlıdır. Motor ve yakıt meselesi!

Bu kitapta ve diğer iki kitabımda alkali beslenme prensipleri defalarca tekrarlanır. Öğrenmesi de uygulaması da kolaydır.

Hücresel gençleşme için beslenme dışı uygulamalar (özel vitamin destekleri, damar içi kokteyller) hekim kontrolünde uygulanır. Tüm yaklaşımlarda amaç hücrenin proton yükünü azaltmak, elektron-antioksidan kapasitesini arttırmaktır. Çünkü yaşlanmanın kendisi ve mevcut tüm hastalıklar bu seviyeden başlar.

İnsülin Rezistansı

İnsülin rezistansı, hipoglisemi veya diyabet tip 2 birbirine benzer konulardır. Tek tek ele alacağız.

İnsülin rezistansına sahip olduğunu söyleyen çok kişi duyuyorsunuzdur. Çünkü çok yaygınlaştı. İnsülin rezistansı teşhisi eskiden 45 yaşını geçmiş kilolu kişilere konulurdu. Oysa şu anda çocuklarda ve fazla kilosu olmayan kişilerde de görülmektedir. Hastalar bu teşhisin ne anlattığını tam kavrayamamaktalar.

İnsülin rezistansının hipoglisemi ve diyabet tip 2 ile aşağı yukarı benzerlikleri vardır. Sadece bunlar aynı hastalığın farklı evreleridir. Nedeni hepsinde ortak ve çok basittir.

İnsülin bir hormondur. Hücrelere emirlerini iletmek ister. İnsülin emirleri hücreye, hücrenin dış zarı üzerindeki özel bir **insülin reseptörü** aracılığı ile iletir. İnsülin reseptörü insülin hormonuna anahtar kilit uyumu gösterecek bir şekildedir. **Serbest radikaller**

antioksidan sistemlerinin yakalayabileceğinden fazla sayıda bulunursa, bunlar reseptörlerin bulunduğu hücre zarlarını hasarlarlar. Hücre zarlarını oksitlerler. *(Hatırlatma: Hücre zarlarımız bol doymamış yağlı kaplı zarlardır. Doymamış yağları, 'protona doymamışlar' olarak hatırlamak daha doğrudur. Serbest radikallere aradıkları eksik elektronu gönülsüz olarak verebilirler.)*

Serbest radikaller hücre zarından elektron çaldıkça zincirleme bir hasara sebep olurlar. Elektronlarını kaybeden hücre zarları esnek yapılarını kaybeder ve sertleşirler. Eskisinden daha az esnek, sertleşmiş hücre zarlarının üzerindeki eski insülin kilitleri ile insülin arasındaki uyum zorlaşır. İnsülin anahtarı hücre içine enerji sokmak için kilidin yerini eskisi kadar kolay bulamaz. **Bulsa da paslanmış kilidi açamayacaktır.**

Bu basit tanımlama gerçeğe oldukça yakındır. Kilit eskisi kadar kısa zamanda açılamıyorsa pankreas kandaki şekerin eskisinden daha zor normal değere indiğini görür ve haklı olarak **daha çok yediğimizi** düşünür. İnsülin rezistansımız varsa pankreasımız çok yiyoruz zanneder. Pankreas açılmayan paslanmış kilidi umursamaz. Onun derdi şekerli su gibi yapışkan olan kanı bir an önce şekerden arındırıp tekrar berraklaştırmaktır. Paslı kilidin açılmamasının kaybettirdiği vakti bilmediğinden normal yediğimizden daha çok yiyoruz zanneder. Kan şekerine baktıkça daha çok insülin salar.

Bir de bunun üstüne, bağırsaklarda geçirgen bağırsak sendromu varsa veya kişi çok hızlı yiyorsa kana karışan şeker miktarı birim zamanda çok daha fazla gibi gözükür. Yani böyle bir durumda bir dakika içinde kana karışan şeker, yavaş yiyen veya bağırsakları sağlam olan birinin bir dakikada kanına karışandan daha fazla olacaktır. Basit karbonhidratların yenmesi de bunun üzerine tuz biber olur. **Basit unlu-şekerliler fazla sindirim gerektirmediğinden kolayca kana karışır.**

Tüm bu sebeplerle kandaki insülinin fazla olması insülin rezistansı tanısı ile belirtilir. Ancak buradaki en önemli nokta suçun ne pankreasta ne insülinde olduğudur. İnsülinin etkisiz olduğu da tam olarak doğru değildir. **Doğru tespit, insülinin hedef organ olan hücrelerde etki mekanizmasını yavaşlattığıdır**. İnsülin bir hormon olarak reseptörü ile kavuşamazsa işini yapmakta zorlanır. Ki reseptör de suçlu değildir.

Asıl suçlu zarları oksitleyip paslandıran serbest radikallerdir!

Artık, "Sizde insülin rezistansı var" dendiğinde serbest radikal hasarı olan hücre zarlarınızın olduğunu anlamalısınız. Serbest radikallerin azalması için antioksidan yani alkali yiyeceklere ihtiyacınız olduğunu bilmelisiniz.

Hipoglisemi

Benzer şekilde **hipoglisemi** de bu mekanizmanın devamıdır. Henüz **aşikar diyabet** ortaya çıkmadan önce, hücre zarı önünde sert kapıyı iterken miktarı yükselmiş insülinin yarattığı bir durumdur.

İnsülin pankreastan çıktıktan sonra işi bitse de geri dönmez. Değeri, açlık insülin değerine inene kadar görevini yapmaya devam eder. İlk görevi de kan glikoz değerini azaltmak olacağından bunun gereklerini yerine getirir. Sertleşmiş zarlar nedeniyle eskiden yediğiniz miktarda besini hücreye sokmak için kullanılan insülin miktarı yetmediğine göre şimdi eskiden olduğundan daha fazla insülinle baş etmek zorundasınızdır. Oysa eskisi gibi yiyorsunuzdur. **Peki, bu fazlalık insülin eskiden olduğu gibi kan şekerini normal açlık değerine getirince durur mu? Hayır. İnsülin işgüzardır.** Fazladan iş olarak kan glikozunu açlık normalinin de altına çekecektir. İşte yemekten sonraki ikinci saatten itibaren çoğunlukla üçüncü saatlerde hipoglisemi bu şekilde ortaya çıkar.

√ **Uyku gelmesi**

√ **Tatlı krizi**

√ **Beyin bulanıklığı**

√ **Üşüme**

√ **Ellerde titreme**

gibi şikayetlerin bazılarını veya hepsini birden yaşabilirsiniz. Genelde bu semptomlarla hekime gittiğinizde, size **daha sık** yemeniz önerilir. **Ancak bu kısır döngüyü arttırır**. Yedikçe tekrar insülin-hipoglisemi zincirini çalıştırırsınız.

Pek çok hipoglisemik, yemediklerinde kendilerini daha iyi hisseder, zihinleri de daha berrak olur. Hipoglisemi semptomları yaşamazlar. Yani açken olmayan hipoglisemi yedikçe olur. **Bunun anlamı hücre zarlarımızın insüline bağlı yiyecekleri enerjiye çevirmek için içeri geçiremediğidir. Hücre içi açtır ama yiyecekler yağ olarak depolanır.** Bu tip yiyecekleri az da yesek kilo alır hale geliriz.

Burada durup hücrelerin enerji için neyi yakıt olarak sevdiğini tekrar hatırlayalım. Trilyonlarca mitokondriye sahibiz. Mitokondri demek yüksek miktarda enerji demektir. Mitokondrinin enerji elde ettiği kaynağın yiyeceklerdeki elektronlar olduğunu biliyoruz. En çok elektron içeren besinler de bitkisel besinlerdir.

Basit mantığı kurmak yine bize kalır; madem hücrenin dış zarları hasarlı ve insülinin lafını dinlemiyor, insüline ihtiyaç duymayan yiyecekleri yemeliyiz.

Zarlar ne kadar sert olursa olsun *bitkisel besinler*
bu zarların üzerinden atlayarak içeri girer.

↓

Bitkisel besinler doğruca mitokondriye gidip
iyi enerji üretiminde kullanılır.

↓

Bitkisel besinler bolca elektrona sahip oldukları için
etrafı *antioksidanlarla* doldururlar.

↓

Bu *antioksidanlar*, zarların sertleşmesine sebep
serbest radikalleri durdurur.

↓

Antioksidanlar hücrenin çalınmış *elektronlarını* geri verirler.

↓

Elektron nerede bolsa orada pH artık istenen *alkaliliktedir*.

↓

Alkali olmuş mitokondri-matriksi bolca ATP üretir.

↓

Siz de *enerjik* ve *mutlu* hissedersiniz.

Tüm bunları neredeyse tüm hastalıklarda uygulayabiliriz. Bu kadarını bilmek bile hayat boyu pek çok hastalığın mantığını anlamakta yardımcı olacaktır. Ancak tam tersi olursa bu hikaye burada bitmez. İnsülin rezistansı veya hipoglisemi aşamasından dönemezseniz bu serinin devamı diyabettir.

Tip 2 Diyabet

Tüm dünyada gençlerde dahi çok yaygınlaşan **tip 2 diyabet** de bu ikisinden sonra görülür. Önce insülin rezistansı, sonra hipoglisemi, sonrada tip 2 diyabet olur. Aslında hepsi aynı şeylerdir. Sadece giderek artan hasardan bahsederiz ve bu hasar hücre zarlarındadır.

Tip 2 diyabet tanısı aldıysanız; artık pankreasın çabalarına, verdiği onca insüline rağmen hücre zarları öylesine sertleşmiştir ki kan şekeri normale getirilememektedir demektir. Açlık insülini olarak bakılan test açken bir hücrenin kapısında kaç insülin bekliyor yaklaşık olarak bunu gösterir. Ne kadar çok insülin anahtar olarak kapıda bekliyorsa, kilitler o kadar paslanmış durumdadır.

Açlık insülini hücrenin yaşlanmışlığını ele verir!

Ancak hücreleri gençleştirmek için sadece karbonhidratlı yememek çözüm değildir. Genelde diyabet ile ilgili durumlarda veya kilo verme çabalarında ilk kısıtlanan karbonhidrat ve basit şekerlerdir. Bu çok doğrudur. Zaten bu gıdalar çocuklar dahil hiçbirimizin tüketmemesi gereken gıdalardır. **Ancak sadece karbonhidrat ve şeker yemiyoruz diye sertleşmiş hücre zarlarımızı yumuşatamayız.** Büyük resme bakıp asıl çıkış noktasını tekrar görmeliyiz.

Mesele serbest radikallerin zarlardan elektron çalması ile başlamıştır. O halde zardan elektron çalınmasına sebep olacak yani serbest radikal üretimini arttıracak tüm beslenme kaynaklarını kısmalıyız. Bu gruba da karbonhidrat ve şeker dışında tüm işlenmiş gıdalar girer. Bunlar salam, sucuk gibi işlenmiş hayvansal gıdalar olabileceği gibi kızarmış brokoli bile olabilir. **Brokoliyi bile kızartırsak o artık serbest radikal üreten diğer kötü yiyeceklerle aynı hale gelir.** Kötü besinleri saymanın sonu yok gibidir. Basit olanı iyilere odaklanmaktır.

O halde diyabet, insülin metabolizması veya hipoglisemi konumuz olsa da hepsinde çözüm aynıdır:

Elektron zengini bitkisel besinler, işlenmemiş sağlıklı hayvansal gıdalar ve iyi yağlar.

Aslında vücut öyle bütünlüklü bir sistemdir ki bir şeyi bozan bütüne de zarar verir. Sadece gece burnunuzdan iyi nefes alamadığınızda bile insülin rezistansınız olabilir. Apne problemini çözerek yeterince oksijen almaya başlayan kişilerde kolesterol düzeyleri gibi insülin rezistansı da gerilemektedir. Bu çok mucizevi bir bilgi değildir. Siz de artık kitabın bu noktasında şu akışı çıkarabilecek durumdasınız;

Apne varsa oksijen az.

↓

Oksijen azsa mitokondride enerji üretimi az.

↓

Mitokondri iyi çalışmıyorsa serbest radikaller fazla.

↓

Zarlardan elektron çalınıyor.

↓

Hastalık başlıyor.

Zincir her zaman aynı mantıkla çalışır.

Alzheimer

Artık tıp literatüründe Alzheimer'ın **tip 3 diyabet** olarak adlandırıldığını biliyoruz. Bunun sebebi yıllar içerisindeki düzensiz glikoz piklerinin yani kandaki ani şeker yükselmelerinin beyni eskitmesidir. **Alzheimer'a uzun süreli beyin şekerlenmesi de diyebiliriz.** Şekerlenme terimi zaten tıpta vardır. Karamelizasyon olarak da geçer. Bu durumda, tam tıbbi adı **İleri Glikozillenme Son Ürünleri (Advanced Glycation Endproducts, AGE)** olan bir tür serbest radikal artığı birikimidir. Beyinde oluşan AGE'ler Alzheimer'a özel plaklara sebep olur. Bunun ciltte oluşan yaşlılık lekelenmelerinden biyokimyasal olarak çok farkı yoktur. Beyindeki o plaklı bölgeler iyi çalışamaz. Plaklı bölgelerdeki mitokondriler hasarlıdır.

Alzheimer'a ek olarak, Parkinson, dikkat dağınıklığı, bunama, beyin sisi, depresyon, duyma azalması, otizm gibi beyin fonksiyonlarını değiştiren hastalıkların temelinde, beyindeki enerji üretim mekanizmasında ve hasar tamir mekanizmasında var olan bir sorun yatar. Beyin, vücuttaki enerjinin %20'sini kullanır. Bu kadar çok enerji ihtiyacı yüzünden beyin hücrelerinde diğer vücut hücrelerinden çok daha fazla mitokondri vardır. Ancak bu mitokondrilerin hasarlanmaları beynin enerjisini azaltır. Mitokondri yoksa beyin ne şekeri ne yağı kullanabilir. **Tüm nörolojik hastalıklara mitokondri hasarı eşlik eder.**

Şu anda Alzheimer'ın beslenme desteği ile tedavisinde hayvansal gıdaların kısıtlanması, karbonhidrat, şeker ve işlenmiş gıdaların çıkarılması, bitkisel gıdaların özellikle bitkisel iyi yağların beslenmeye eklendiğini literatürden okuyabiliriz. Bu bilgiyi tüm nörolojik ve beyin kaynaklı hastalıklara uygulamalıyız.

Zaten hangi hastalığın tedavisinde hastaya pasta, börek, çörek, makarna, pizza, pilav, tatlı, salam, sucuk, alkol vb. tüketmesi önerilmiştir ki?

Bu basit mantığı kurmak hiçbirimiz için zor değildir. Bu kitabın tüm amacı asitlendiren, yani serbest radikal oluşturan, yukarıdaki **sözde gıdalar** yerine alkali besinleri yemeniz konusunda sizi ikna etmektir.

Polikistik Over

Polikistik over sendromu geometrik bir hızla artmaktadır. Genç kızlarda veya daha ileri yaştaki bayanlarda regl düzensizliği, tüylenme artışı, sivilcelenme, saç dökülmesi, yumurtalıklarda kistler gibi belirtilerle kendini gösterir. Bahsettiğimiz semptomları tekrar edersek;

> *Kadın olduğu halde saçı dökülüyor*

> *Kadın olduğu halde tüylenme artıyor*

> *Regl kesiliyor veya düzensizleşiyor*

> *Ergenlikte olmadığı halde sivilceleri var*

Burada 'kadın' sıfatını özellikle kullandım. Çünkü sizce de bahsedilen semptomlar kadınlık hormonu östrojene ait değil, erkeklik hormonu testosterona ait özellikler gibi gözükmüyor mu?

Polikistik over aslında insülin rezistansından farklı bir durum değildir. **Zaten çoğunda insülin rezistansı ile beraber gelir.** Yine zar sertliği ve yine bir hormon etkisizliği söz konusudur. İnsülin rezistansında olduğu gibi anahtar kilit uyumu bozulmuşsa hormonlar hücre içine emirlerini veremez.

Östrojen için de bu geçerlidir. Östrojen de sertleşmiş zarlardan içeriye emir vermekte zorlanır. Östrojenin etkisi azalınca rölatif olarak testosteronun etkisi artmış gibi olur.

Polikistik over östrojen hormonunun emirlerinin yerine ulaşamaması demektir. Bu kişilerde testosteron değerleri de insülin değerleri de yüksek bulunabilir. Tedavi olarak doğum kontrol hapı ile östrojen etkilerini arttırmaya çalışmak önerilir. Bunlar endokrin ve kadın doğum branşı hekimlerinin konusudur. Burada beni ilgilendiren polikistik overde de bir hormon reseptör sorunu olduğunu anlatmak ve çözümün insülin rezistansı ile aynı olduğunu ortaya koymaktır. İlaç dışında, bitki ve bitkisel yağ ağırlıklı bir alkali beslenme modeli ile zarları korumak tüm hormon reseptör ilişkili hastalıklarda olduğu gibi burada da çözüme destektir.

Uykunuz verimsiz ise ▶ Uykunun melatonin isimli bir hormonla alakalı olduğunu,

Libidosu düşük bir erkekseniz ▶ Libidonun testosteron isimli bir hormonla alakalı olduğunu,

Mutsuzsanız ▶ Mutluluğun serotonin isimli bir hormonla alakalı olduğunu unutmayın.

Mutluluk hormonu demişken, gelin onun üretim yerinin hastalıklarına da bir bakalım.

Spastik Kolon Hastalığı (İrritabl Bağırsak Sendromu - İBS)

Konumuz besinler ise onların vücutta işlem gördüğü ilk yer olan sindirim sistemi çok özel ilgiyi hak eder. **Kötü gıdalar ancak hücre içine girdiğinde sorun çıkarabilir diye bir şey yoktur. Ağzınıza aldığınız ilk lokma ile beraber bize yarattıkları dertler ortaya çıkar.** Mide ve bağırsak rahatsızlıkları belki de en yaygın şikayetlerin başında gelir. Kabızlık, hazımsızlık, gaz, şişkinlik gibi şikayetler için eskiden doktor doktor dolaşan kişiler şu anda bir nebze olsun dertlerinin çaresini öğrenebilmektedir; hangi gıdaları yememeleri gerektiğini.

Aslında her hastalıkta o veya bu şekilde hep aynı gıdaların yenmemesi gerektiği doğru sonucuna ulaşıyoruz. Bu tür gıdaları tükettikçe bunlar önce vücuda girdikleri yere hasar verirler. Hasar bölgesi olarak bağırsaklar zaten oldukça büyük bir alandır. Bu büyük alanın hasarlanmasının vücutta etkisi de büyük olur.

Genişliği dört yüz metrekareyi bulan emilim yüzeyiyle, gıdaların vücuda zararlı olup olmadığına karar verme işini bağırsağın iç kısmındaki bağışıklık sistemi yapar. Bağırsak yüzeyi tıpkı hücre zarları gibi seçici geçirgendir. Yani sadece ona uygun olanları geçirmeye çalışır. Bunun için çok sık '**vili**' denilen keseciklerle kaplıdır.

Bu kesecikler istenmeyen yiyecekleri sızdırmamaya çalışırlar. Bunu sağlamak için birbirine yapışık aralıksız şekildedirler. Ancak bu kıvrımlı ve kesintisiz yüzeyde delikler olmaya başlarsa içeri istenmeyen gıdalar sızabilir. **Pek çok alerjik reaksiyonun sebebi bu bağırsak sızdırmazlığının bozulmuş olmasından kaynaklanır.**

Bağırsak sızdırmazlığı, asitlendiren gıdaların bağırsakta lokal olarak enflamasyon yapmasıyla bozulur. **Enflamasyon o bölgenin bir tür can çekişmesidir diyebiliriz. İyileşmek ister ama bir türlü iyileşemez, iyileşmeyi beceremez.** Orayı rahatsız eden ajanları yani gıdaları oradan uzaklaştırmazsanız bir türlü tam iyileşme olmaz. **Enflamasyonun biyokimyasal elemanları ise serbest radikaller, yani protonlardır.**

Uzun süren enflamasyonun ileride hastalık yaratma sebebi o bölgede fazla serbest radikal hasarı olmasıdır. Leaky gut, ülseratif kolit, chron vb. hastalıklar bağırsaktaki lokal enflamatuar hastalıklardır. Aslında bir günlük kabızlık bile bağırsakta enflamasyon yapan serbest radikallerin artmasına sebeptir. Artan serbest radikaller hücrelerin mitokondrilerine de zarar vererek enerji üretimini azaltırlar. Oysa bağırsaktan besinlerin içeri alınması, bağırsağın kasılıp içini boşaltması ve tüm bağırsak hücrelerinin üç günde bir yenilenmesi enerji gerektiren olaylardır.

Bağırsaktaki lokal enflamasyon, yani bir türlü gerçekleştirilemeyen hasar tamir çabası, durdurulmazsa vücudun diğer kısımlarına yayılır. Vücudun başka yerlerinde de henüz tamiri bitmemiş iyileşme çabalarını kötüye götürür. **Otoimmün** hastalıkları arttırır. Çünkü otoimmün hastalıkların kendisi de enflamasyonla devam eden hastalıklardır.

Enflamasyonu bu kadar kötü yapan, ortaya çıkan enflamatuar maddelerdir. **Bu maddelerin yaptığı şey ortamdaki serbest radikalleri arttırmaktır.** Bağırsaktan uzaktaki enflamasyona örnek tiroid hastalıklarını verebiliriz. Bu hastalık da enflamasyonla olur, tiroid içerisindeki proteinlere vücudun saldırması nedeniyle ortaya çıkar.

Enflamasyonun olduğu hücrede mitokondriler hasarlanır. Mitokondri hasarı sebebiyle enerji üretimi düşer. Oysa tamir için enerji gereklidir.

Enflamasyon henüz sindirim hattındayken engellenmelidir. Basit önerilerle mide-bağırsak sistemine nasıl yardım edebileceğimizi görelim.

1) Öncelikle çiğnemeyi arttırmak gerekir! Unutmayın, midenizin dişleri yoktur!

Çiğnemek yeterince önem vermediğimiz bir aktivitemizdir. Ağzın ve dişlerin varlığı o yiyecekleri mitokondri gibi mikro düzeydeki bir organcığın içine sokabilmeden önce parçalamak içindir. Çiğneme miktarı arttıkça yiyecekler daha iyi parçalanır. Sindirimleri için daha az enzim gerekir. Bu da pankreasımızı korur.

Birim zamanında kana geçen enerji miktarı çiğnemenin aldığı zaman yüzünden uzar. Yiyecekler bağırsaktan içeriye daha yavaş gireceği için kötü gıdalar bile yesek kilo almayı bu sayede kontrol edebiliriz. Dikkat ederseniz bütün 'mıy mıy yemek yiyenler' incedir. Düzgün çiğneme ile gaz ve kabızlık şikayetleri de azalacaktır.

2) Asitlendiren gıdaları yememeyi tercih etmek gerekir!

Hazır gıdaların, kızartmaların, alkolün, unlu ve şekerli gıdaların, ağır veya işlenmiş etlerin, süt ürünlerinin, özellikle inek sütü ürünlerinin asitlendiren gıdalar olduğunu biliyoruz. Gıda duyarlılığı testleri, bağırsak şikayetlerinin çok yaygın olması nedeniyle ortaya çıkmıştır. Burada gıda duyarlılığı konusunda da söylenmesi gereken şey, az veya çok bunun hepimizde olduğudur.

Basitçe en çok gıda duyarlılığı yapan besinlere bakalım.

√ *Gluten içeren buğday, arpa, çavdar, yulaf içerikli unlu ve şekerli gıdalar,*

√ *İnek sütü ürünleri; süt başta olmak üzere peynir ve yoğurt,*

√ *Şarap, bira, ekmek gibi mayalı gıdalar*

Bu gıdaları yiyecek listesinden çıkarmak, unlu ve şekerli mamullere el sürmemek, mayalı ürünlerde ekşi mayalı olanları tercih etmek, inek sütü ürünleri yerine keçi, koyun gibi hayvanlardan elde edilenleri tüketmek daha akıllıcadır. Bu gıdaların üzerine daha az rastlanan gıda duyarlılıkları olsa bile sadece bu grubu çıkarmak bile çoğu zaman yeterlidir. **Zaten tüm bahsi geçen yenmemesi gerekenler kitap boyu tekrar ettiğimiz asitlendiren gıdalardır.** Duyarlılığı var-yok sohbetine gerek olmadan beslenmeden çıkarılmaları gerekir.

Bağırsaktaki enflamasyon, bağırsağın boşaltım hızını ya fazla arttırır ishale sebep olur veya fazla yavaşlatır, kronik kabızlığa yol açar. Bu şikayetleri yaşayanların glutensiz, unsuz, şekersiz, işlenmiş hayvan gıdaları içermeyen, bol sebze ve iyi yağların tüketildiği bir beslenme biçimine geçmesiyle birlikte durumlarında hissedilir bir değişiklik olur.

Vücuttaki ödemle de bağırsak sağlığının ilgisi vardır. Asitlendiren gıdalar, özellikle gluten içerenler tüm vücutta ödem yapar. Bu ödem gaz ve şişkinlik şikayetleriyle beraberdir.

Mide veya bağırsak şikayetiniz olmasa bile durum değişmez. Bu besinler uzak enflamasyonu şiddetlendirir. İnanın neredeyse tüm hastalıklar enflamasyonla ilerler. Egzama cilde saldırı anlamına gelen bir enflamasyondur. Eklem ağrıları eklem bölgesine saldırı anlamına gelir. Liste hayli uzundur. Yaşlanmanın kendisi bile kronik enflamasyondur.

Enflamasyon tabiri geçmeyen diğer tüm hastalıklarda da bu besinlerden uzak durmak gerekir.

Bugün artık medikal literatürde gluten duyarlılığının olduğu kabul edilmiş ve glutensiz beslenme uygulandığında otizmden alerjiye, romatizmadan depresyona kadar neredeyse her türlü hastalığın iyileşme seyrinde hızlanma görüldüğü ispatlanmıştır. Gluteni kesmek enflamasyonu azaltır.

Gluteni kesmek sağlıklı beslenme bilgisinde ilkokul aşamasıdır.

Daha doğru olan antienflamatuar etkileri sağlayan alkali beslenmeye geçmektir.

Duygusal durumla çok ilgili olan spastik kolon rahatsızlığının bir diğer nedeni **depresyon** olabilir. Serotonin hormonunun yapım yerlerinden biri bağırsaklardır. İyi çalışmayan hasarlanmış bağırsakların serotonin üretimi azalır.

Stres de bağırsak üzerinden enflamasyon yaratır. Bağırsağın çalışması beyinde **parasempatik sistem** dediğimiz bir sistemin aktive olması ile olur. Parasempatik sistem rahatlama sistemidir. Bütün vücutta gevşemeye sebep olur. Eğer kronik stres altında isek bu durumda parasempatik sistem değil **sempatik sistem** aktive olacaktır. Sempatik sistem bir tehlike yaşadığımızı varsayarak vücudun enerjisini beyne, kalbe ve kaçabilmemiz için kol ve bacaklara verir. Enerji, bağırsaklar ve sindirimden çekilir. O halde stres altındayken parasempatik sistemin çalışmadığını görüyoruz. Bağırsağın boşaltımı gibi mekanik işlerini veya serotonin üretimi gibi endokrin işlemini ertelemesi kronik stres altında iken normaldir.

Yani bağırsaklarımız mutsuzsa biz de mutsuz oluruz!

Beyin-bağırsak bağlantısı gündemin ateşli konusudur. Bağırsaktan çıkıp beyne uzanan **vagus siniri**, beyin ve bağırsak arası iletiyi düzenler. Beyin ancak stresten arınırsa vagus siniri ile bağırsağa 'çalış' emrini verir. Her şey aslında vücudun kendini tehdit altında sanması ve bizi korumak amacıyla bağırsak çalışmasını durdurması yüzündendir. **Stresli bir kişiliğe sahipseniz ve bunun üstüne bir de kötü yiyecek seçimleri yapıyorsanız bağırsaklara daha fazla yüklenmiş olursunuz.** Sonuçta bağırsaklar da serotonin üretimini es geçip bizim daha çok mutsuz ve daha çok stresli olmamıza sebep olurlar ve bu kısır döngü gibi büyür.

Kısır döngüyü kırmak için besin seçimlerini **bağırsak florası** ile uyumlu yapmak gerekir. Bu da sürekli bahsettiğimiz aynı yere konuyu getirir; alkali besinlere.

Mikrobiyota: Kendimiz Değil Onlar İçin Yaşıyoruz

Bu kelime çok sık duyacağımız bir kelimedir. Bağırsaklar dahil vücudun her yerindeki bakteri floramızdan bahseder. Vücuttaki bakterilerin toplam miktarı iki kiloya yakındır. Ancak mikroskopta görülebilecek olan o minicik şeylerin bir araya gelip iki kilogram olabilmesi için sayılarının bizim kendi hücre sayımızdan on kat fazla olması gerekmektedir. Bu kadar büyük bir sayı onlara saygı duymayı gerektirir.

En çok bakteriyi taşıyan yer olarak mikrobiyota konusunda ilk bakılması gereken organ bağırsaklardır. *"Bu kadar bakteri içimizde ne yer ne içer?"* diye düşünebilirsiniz. Bağırsak bakterileri de canlıdır. Her canlı gibi kendi türlerine uygun ortamlarda uygun gıdalarla beslenmek isterler. Basit bir boğaz kültürü örneği verdiğimizde bile hangi bakterinin ürediğini görmek için **petri** denen cam kapçıklara farklı farklı besinler konur. Böylece hangi bakteri neyi seviyorsa onda ürer ve teşhis ortaya çıkar. **Bu basit mantıktan varmak istediğim nokta şudur; içimizde hangi bakterilerin çoğalmasını istiyorsak onların sevdiği gıdaları yemeliyiz.**

Bu zor bir iş değildir. Doğanın mükemmelliği burada da devreye girer ve bizim için ne sağlıklı ise iyi bakterilerimiz için de o yiyecekler sağlıklı olduğunu bize fısıldar. Uygun besinleri yemiyorsak iyi bakterileri çoğaltamayız. Bu durumda bağırsaklarımızdaki sindirilememiş besinler başka fırsatçı bakteriler ile çürütülür ve onlar için enerji olarak harcanır. Bu fırsatçılar hakikaten de olması gereken bakteri topluluğunun ortada olmamasını fırsat bilip kötü besinleri çürütüp yedikçe çoğalırlar. Bir yandan da bizi hastalandırmayı gözlerler. Çürütme işleminde normalde olmaması gereken gazların ortaya çıkmasına sebep olurlar, gaz ve hazımsızlık şikayetleri hissederiz.

Sağlıklı bir bağırsaktaki mikrobiyota **simbiyoz** bir ilişki için kurulmuştur. Simbiyoz, karşılıklı menfaatleri gözeten bir tür kazan-kazan durumudur. Biz onlara istedikleri yiyecekleri verdiğimizde, onlar da o yiyeceklerden bize de yarayan parçaları ayıracaklardır. **Bağırsak mikrobiyotamızla işbirliğimiz o kadar mühimdir ki onların varlığını korumak sağlığı korumakla eş anlamlıdır.** Mikrobiyota sağlam olduğunda **bağırsak vilusları**'nın üzeri mikrofilm gibi kaplıdır. Bağırsak sızdırmazlığı bu mikrofilmle sağlanır. Bağırsaktan içeri enflamasyon yapacak gıda parçaları kaçmayınca enflamasyonla ilişkili tüm hastalıklar şifaya doğru döner.

Enflamasyon tiroidde, romatizmada, multipl sklerozda, astımda, aklımıza gelen pek çok hastalıkta hastalığın oluşum yöntemidir. **Bağırsak sağlını düzeltmek bu hastalıkların şikayetlerini azaltır.**

Bağırsak mikrobiyotamız kendilerine ait dört yüz metrekarelik alanı korudukça fırsatçılar burada çoğalamaz. Özellikle **kandida**

mantarı gibi normalde istemediğimiz mantarlar ve diğer patojenik bakteriler sağlıklı mikrobiyota varken yaşamlarını sürdüremezler.

Burada kandidaya özel bir parantez açalım. Kandida mantarları ilk çoğalan fırsatçılardandır. Bağırsakta çoğalmış kandida sindirim problemleri, gaz ve kabızlık yapabildiği gibi depresyona da sebep olabilir. Bu hem kandidanın bağırsak mukozasını harap etmesi sebebiyle mutluluk hormonu serotonin yapımının azalması, hem de serotonin ön maddesi olan ***L-triptofan*** *isimli aminoasidi azaltması sebebiyledir.*

Kandida özellikle fruktoz şurubu içeren unlu, şekerli gıdalar yedikçe çoğalır. *Fruktoz şurubundan gelen fruktoz bağırsaktan içeri emilirken biyokimyasal olarak L-triptofan isimli aminoasidi de yanında götürür. L-triptofan serotonin yapımının ön maddesidir. Yani kötü tatlıları ve unları yediğimizde kendimizi mutlu hissediyoruz zannetsek de sonunda asıl onlar bizi mutsuz yapar.*

Şu bilgi enteresan gelebilir: Mitokondrilerimiz milyonlarca yıl önce evrim sürecinde aslında birer bakteriydiler. O zamanlar enerji üretmek için yeterince besin ve oksijen yoktu. Çünkü bitki yoktu. Bakteriler aynı çatı altında yaşarlarsa daha kolay enerji elde edebildiklerini keşfettiler. Milyon yıl sonra o bakterilerden mitokondriler oluştu. O zamanlarda nasıl bir araya gelip simbiyoz -yani karşılıklı menfaati düşünüp birbirlerini güçlendiren- bir yapı kurmak gerektiğini anlamışlarsa biz de şimdi bağırsak bakterilerimizle simbiyoz yaşayıp onların mutluluğunu da düşünmemiz gerektiğini anlamalıyız.

Mikrobiyota çok geniş bir konudur. Bağırsak dışında ciltte, burunda, vajinada, ağızda farklı mikrobiyotalarımız vardır. Yakında kendimizi korumamızın yolunun onları korumaktan geçeceğini iyice anladığımızda, cilde sürülen bakterili kremler veya özel mikrobiyotalı vajinal jeller rutinimize girecektir. Belki cildimizi genç tutmak için banyo kavramını değiştirip deri mikrobiyotamızı korumak üzerine kurulu banyolar yapacağız. Belki probiyotikler her antibiyotiğin içine eklenecek. Zamanla göreceğiz.

Özetlersek; enfeksiyon gibi dışarıdan gelen kötü bakterilerle savaşacaksak, alerji gibi dış etkenlere fazla tepki veriyorsak, romatizma, tiroid gibi kendi kendinize saldıracak otoimmün hastalıklar yaşıyorsak önce bağırsaklarımıza koyacağımız besinleri kontrol etmeliyiz.

Enflamasyon, Enflam-Aging'dir

Kronik enflamasyonun ilk kaynağının bağırsaklar olduğunu öğrendik. Peki, neden her şeyin en başı enflamasyondur? Vücudun beğenmediği bir tarafının sözde düzeltme çabası anlamına gelen enflamasyon bir noktayı hedef alır ve oraya saldırı yapar. Amacı iyileştirmek veya düzeltmektir. **Ama seçtiği nokta yanlış hedeftir. Enflamasyonun biyokimyasal modülatörlerine yani enflamasyon kullanılan silahlara yakından baktığımızda bunların serbest radikaller olduğunu görürüz.**

√ ***Bakteriyel***

√ ***Viral***

√ ***Travma sebepli***

√ ***Cerrahi sebepli***

√ ***Kanser kaynaklı***

√ ***Alerjik***

√ ***Otoimmün kökenli***

Ne sebeple olursa olsun hastalığın mikro düzeydeki oluşum hali bir **enflamasyondur.** Sadece %100 sağlıklı olan insanlarda enflamasyon yoktur.

Elbette vücuda giren bakteri veya virüse karşı enflamasyon savunması ve bunun için serbest radikallerin silah olarak kullanılması iyidir. Kendimizi korumak amaçlıdır. Böylece dış ajanlar yok edilir. Ama bu kısa süreli enflamasyondur ve sağlıklı olandır. Bir yerimiz kesilmişse veya diş çektirmişsek oradaki yara tamiri için enflamasyon olması normaldir.

Enflamasyon hücrenin dikkatini bir noktaya çekmek gibidir. O noktada mesele neyse enflamasyon ile çözülmeye çalışılır. Bunun için enflamatuar modülatörleri dediğimiz serbest radikaller kullanılır. Tamir bittiği zaman bu serbest radikali temizleyebilmek için **antienflamatuar** denen diğer ajanlar ortama salınır. Olay bittiğinde etrafı temizleyenler **antienflamatuar mediyatörlerdir. Bunlar ortamda serbest radikal hasarını azaltan, antioksidanlar gibi çalışan mediyatörlerdir.**

Enflamasyonun kronik olması enflam-aging'i yani enflam-yaşlanmayı hızlandırır. Vücuda yönelik sebepsiz saldırılar aslında yaşlanmanın hızlanmasının sebebidir. Zaten yaşlanmak, örneğin kırışıklıklar aslında ciltteki kronik enflamasyondur. **Ciltteki lekeler, saçın beyazlaması hep bir tür enflamasyondur.** Dış görüntümüzün yaşlanma hızının beslenme ile alakası olduğunu görüyoruz. Ne kadar elektron içeren besin, yani ne kadar antienflamatuar, yani ne kadar antioksidan içeren beslenme yaparsak o kadar çok enflamasyonumuzu ve yaşlanma hızımızı azaltırız. **Sonuç olarak alkali beslenme, antioksidan içeriği, elektron içeriği ile aslında antienflamatuar beslenmedir.**

Cildin Yaşlanması ve Glikasyon

Önceki kitaplarımı okuyanlarınız **glikasyon** konusuna aşinadır. Şimdi hem onlara kısa bir hatırlatma yapmak hem de konuya bu kitaptan giriş yapanlar için kısa bir bilgi vermek için gelin glikasyona yakından bakalım.

Cildimizin yaşlanmasının sebebi, vücut proteinleri ile glikozun çapraz bağ yapmasıdır. Bu durumda şeker, **kollajen** proteinine yapışır ve **glikasyon** meydana gelir. Bu yapışmanın geri dönüşü yoktur. Yapışma sonucunda kollajen esnekliğini yitirir, gevşer ve sarkar. Cilt problemlerinin altında glikasyon yatar. Selülite sebep olan da yine glikasyondur. Glikasyon gözü de etkiler, katarakta varan sorunlar yaratabilir. Glikasyon neticesinde **AGE'ler (İleri Glikozillenme Son Ürünleri - Advanced Glycation Endproducts)** oluşur. AGE'ler yaşlanmaya bağlı hastalıkların hemen hepsinde etkin roldedir.

Glikasyon, alkali beslenme ile yavaşlatılabilir. Ancak şu aşamada olanları geri döndürme şansı yoktur.

Unutmayın ki yüksek ısıda pişen, kızartılan her yiyecek AGE deposudur. AGE'ler protonla doludur. Siz bu tip besinleri tükettikçe erken yaşlanırsınız!

Bel Bölgesinde Yağlanma

Bel bölgesindeki yağlar enflamasyona, dolayısıyla hastalıklara sebep olurlar. Enflamasyon sonucu enflamatuar maddeler yağ dokusunda oluşur, oradan vücuda yayılır. **Bu maddeler gittikleri her yerde kendi enflamasyonlarını yaratırlar.** Eğer vücutta zaten enflamasyonla ilerleyen kronik bir hastalık varsa bel yağlarından gelen bu maddeler o hastalıktan kaynaklanan şikayetleri şiddetlendirir.

Bel bölgesindeki yağın kalp sorunlarından romatizmaya, meme kistlerinden fibromiyaljiye kadar her tür şikayeti arttırması testle kolayca ölçülecek bir durum değildir ama gerçektir. Bel bölgesi yağlarından kurtulmanın en etkili yoluysa akşam yemeğini kontrol etmekten geçer.

Endokrin bir organ gibi çalışan, istenmeyen hormonlar üreten, vücudu bir tür kronik hastalıklı halde tutan iç organ yağlanmasını çözmek elimizdedir. Size basit ipuçları verelim. Bu öneriler en sağlıklı kilo verme şekli olarak da not edilebilir.

Bel bölgesi yağlarından kurtulma

√ *Bel bölgesinden kilo vermek için en hızlı yöntem akşam yemeklerini saat 17'den önceye çekmektir. Bu saatten sonra bitki çayı ve su dışında hiçbir şey yenmemesi durumunda mevcut tüm diyetlerden daha hızlı kilo verilir. 17'den önce sıkı bir akşam yemeği yenebilir.*

√ *Akşam yemeği saat 17'den sonraya kalacaksa mümkün olan en erken saate alınmalıdır. Akşam öğününde tercihen sebze tüketilmelidir. Sebze olduğu sürece miktarda sınır yoktur.*

√ *Akşam yemeğinde sebze dışında ısrarla başka bir gıda türü isteniyorsa bu balık, ızgara et, hindi, tavuk olabilir. Yenen bu hayvansal proteinlerin en az üç katı kadar salata ve sebze tüketilmelidir.*

√ *Akşam yemeğinde ve sonrasında, süt ürünleri, kuruyemişler, unlu gıdalar, baklagiller, meyveler uygun değildir. Bu ürünler saat 17'den sonra tüketilmemelidir.*

√ *Akşam yemeğini erkene çekme ve azaltma yapılmazsa gün boyunca sadece kalori azaltarak yemek seçimi yapmak kalıcı kilo kaybı sağlamaz.*

√ *Her türlü unlu gıda, şekerli ürünler, işlenmiş etler, inek sütü ürünleri, şekerli, kolalı içecekler, alkol, hazır soslar tüketilmemelidir. Bunların kalorileri az, light olanları dahi vücudu asitlendirerek kolay kilo almaya sebep olurlar.*

√ *Her türlü çiğ veya az pişmiş sebze, baharat, keten tohumu, çörek otu gibi yağlı tohumlar, ceviz, badem gibi yağlı kuruyemişler, çiğ olarak meyveler, baklagiller ve balık, miktarlarına bakılmaksızın gün boyunca yenebilirler. Haftada bir kırmızı et, günlük olarak yumurta ve koyun, keçi, mandadan elde edilen süt, peynir, yoğurt yenebilir.*

√ *Hiçbir unlu gıda makbul değildir. Özellikle gluten içeren buğday, arpa, çavdar ve yulaf tüketilmemelidir. İçinde şeker olan hiçbir ürün de makbul değildir.*

Fibromiyalji: Sebepsiz Görünen Bitmeyen Kas Ağrıları

Fibromiyalji oldukça yaygın ve sıkıntı veren ağrılı bir rahatsızlıktır. Fibromiyalji hastaları genelde çözümsüz kalır. **Fibromiyaljiyi yakından incelersek, kaslarda bir tür enflamasyon olduğunu, kasların gevşeyemediğini, sert ve gergin kaldıklarını görürüz.** Özellikle sırtta oluşan durum için önerilen pek çok yöntem tam olarak çözüm getirmeyebilir.

Fibromiyalji hastalarına doku ve kaslarında test yapılsa buralarda laktik asit yükünün fazla olduğunu görürüz. **Hatırlayın; laktik asit enerji üretiminde A planı yerine B planının kullanıldığı verimsiz enerji üretim modelidir.** Fibromiyaljide ağrılı kasların mitokondrilerinin hasarlı çalıştığını, A planı enerjiyi üretemediklerini görürüz.

Oksijensiz enerji üretimini kullanan kaslar, glikozdan laktik asit üretirler. Bu yolla çok az ATP elde edilir. Oysa kas gevşemesi için enerjiye ihtiyaç vardır. Kas kasılması kadar gevşemesi de enerji gerektirir. Mesela; ölüm anındaki **rigor mortis** denen ölüm katılığı, kasların enerjisiz gevşeyememesindendir. Bir başka örnek; fibromiyaljiyle genelde beraber görülen kabızlık, bağırsak kaslarının gevşemek için yeterli enerjiyi mitokondrilerinde üretememesiyle de alakalıdır.

Kaslarda biriken laktik asit sırttaki kas ağrılarının da sebebidir. **Laktik asidi azaltmaya yönelik ve mitokondri enerjisini arttırmaya yönelik destekler fibromiyaljide faydalı olur.**

Vücudun A planından B planı enerji modeline geçmesi için ya oksijenin az olması ya da mitokondrinin serbest radikal ile hasarlanması ve iyi çalışmaması gerekir. **Fibromiyalji hastaları nefes problemleri yaratan engelleri -mesela burunlarındaki deviasyon veya apne- ortadan kaldırıp, gevşeme ve nefes egzersizleri yaparlarsa fayda görürler.** Ayrıca mitokondrinin enerji üretimini arttıran destekler şikayetleri azaltacaktır.

Kronik Yorgunluk: Her Sabah Yataktan Yorgun Kalkmak

Kronik yorgunluk da fibromiyalji gibi yetersiz mitokondri ve yetersiz enerji üretimi sebebiyle olabilir. Bazen hormonal sebepler söz konusudur. Hormonal sebeplerle böbrek üstü bezinin aşırı çalışması ile oluşan **burn out sendromu** (tükenmişlik sendromu) da kronik yorgunluğa sebep olabilir. Ama her şekilde sorun hücre düzeyinde mitokondrilerin enerji üretim yetersizliğindedir. Vücudumuzun daha çok enerji üretmesi için ise daha çok oksijene ihtiyaç vardır. Oksijenin olduğu vücutta daha kolay ve daha yüksek miktarda enerji üretilir.

Kronik yorgunluğu mitokondri yorgunluğu olarak ele almak iyi bir yaklaşımdır.

Mitokondri yorgunluğunu azaltmak için oksijenli enerji üretimini arttırmak aynı zamanda bahsi geçen tüm hastalıklar için faydalıdır. Yüksek enerji üretmek için elektronların ve oksijenin mitokondriye taşınabilmesi gereklidir. Kanın pH'ının önemi burada devreye girer.

Oksijenin taşınması kan yoluyladır. Kanın daima alkali olması gerekir. Kanın pH'ı 7.35-7.45 gibi dar bir aralıktadır. Kan pH'ımızın 7.45'ten 7.35'e düşüp 0,1 değerinde daha az alkali olması ufacık bir fark gibi görünse de çok mühimdir. Bu minik fark, kanın **oksijen taşıma kapasitesini** azaltır. Kapasitede azalma %30 kadar olabilir. Oksijen kapasitesinin %30 azalması demek neredeyse üç nefesten birini almıyoruz demektir.

Konu bu kadar mühim olduğu için kan daima kendi pH'ını bu dar aralıklarda tutacaktır. pH değerinde 0,1'den fazla oynama yapmayacaktır. Bu normaldir. Çünkü aksi yaşamla bağdaşmaz. Vücudun bunun için aldığı pek çok önlem vardır. Bu önlemlere **asit baz tampon sistemleri** denir. Kanın pH'ının, ne yaparsak yapalım, tüm kötü beslenme ve yaşam şekilleriyle bile bu aralıklar dışına çıkarılamayacağı doğrudur. Ama kendi içinde izin verilen bu minicik yüzde 0,1 değerindeki fark bile kanın oksijen kapasitesini %30 oranında değiştirebilmektedir. Kronik olduğunda bu büyük bir sorundur. Kanla tüm vücudun en ücra hücresine giden oksijen üçte bir azalacaktır.

Kan oksijen taşıdığı için kanın miktarı da önemlidir. Kronik anemi yani kansızlık yaşayan kişilerin yorgun olduklarını biliriz. Kan az ise kanın taşıyacağı oksijen de az olduğuna göre, az oksijenden az enerji elde edilecektir ve sonuç yorgunluktur. Anemiler tedavi edilmelidir.

Kan pH'ının o dar aralıkta minicik bir oynamayla asiditeye kayması serbest radikallerin yani protonların varlığının artması sebebiyle olur. pH'ın bir sıvıdaki (burada kan) proton yükü demek olduğunu hatırlayalım. Mitokondrileri (-) yüklü elektronlardan fakir yiyeceklerle beslediğimizde, ortalık artı (+) yüklü protonlarla dolar. Hücrede pH alkali değeri azalır. Oysa alkali değer ne kadar çoksa orada o kadar çok oksijen vardır.

Sonuç olarak kanı asitlendiren besinlerin temel kötü etkilerinden biri vücudun oksijen tutulumunu azaltmalarıdır. Asitlendiren besinleri yemek bizi azar azar boğar. Bu durumun vardığı son nokta kanserdir.

Kanser: Ne Kadar Korkmalıyız?

Kanser hücresi basitçe mitokondrisiz çalışan hücredir. **Kanser hücresi A planı enerji üretmek yerine B planı enerji üretir.** Bunu yaptıkça içindeki laktik asit artar, ortam pH'ı iyice aside kayar. Asitlenme artınca orada oksijen barınamaz. Durum oksijensiz enerji elde etmeye doğru iyice ilerler. Dr. Otto Walburg kanser hücresinin oksijensiz enerji ürettiğini bularak Nobel almıştır. O yüzden, ne zaman hücre oksijensiz enerji üretirse, bu duruma tıpta **Walburg efekt** denir. Walburg efekt tüm kanserlerde vardır.

Glikoz, Walburg efektin yakıtıdır. Oksijensiz enerji için uygundur. Glikoz B planı enerjinin ucuz yakıtıdır. Yağlar kanser hücrelerinin işine yaramaz. Mitokondriler çalışmadığında, oksijen az olduğunda hücrenin enerji üretebileceği tek yer sitoplazmasıdır ve orada oksijensiz bir şekilde glikozla az enerji üretilir. **Bu enerji azlığı da elbette ki iş yapmaya yetmediği gibi mitokondrinin bozulmasını engellemeye ve onu tamir etmeye de yetmez.**

Eğer bu 'bozuk' hücreyi bağışıklık hücreleri görüp yok etmezse veya hücre kendi ölüm kararını almazsa bu hücreler ölmeyecek, çoğalmaya devam edeceklerdir. Kanser hücreleri, asitlenme yüzünden hücre zarları en çok kalınlaşmış hücrelerdir. Zarlar öylesine kalınlaşmıştır ki **fibrin** denen bir madde ile çepeçevre çevrelenmiştir.

Fibrin ile kalınlaşmış bu zarda sağlıklı elektrik voltajı değişir. Normalde olması gereken eksi (-) yüklerin miktarı azalır (yani elektronların) ve artı (+) yükler (yani serbest radikaller, protonlar) artar ve voltaj değişir. **Hücrenin içi ile dışı arasındaki elektrik voltajı değiştiğinde hücrenin diğer hücrelerle arasındaki bağlantı zayıflar.**

Kanser hücresinin zarlarında voltaj eskisinden daha düşüktür. Zarların sertleşmesi ile zardan geçen elektrik akımı azalmıştır. Zardaki doymamış yağlı lipitler tamamen doymuş yağlı yapıya geçip sıvı yağ gibi akışkan incecik halinden margarin gibi sert hale gelmiştir. Bu zarların üzerinden akan elektronlar azalmıştır.

Elektronlar azalınca atomların titreşimleri de azalır. Atomları titreştiren etraflarındaki elektronların miktarıdır. Zar titreşimi ve zar voltajı önemli bir konudur. Çünkü hücrelerin birbirlerini tanıması ve uzak mesafelerden bile hepsinin bir uyum içinde çalışıp, haberdar olması bu elektrik ve titreşim sinyalleri ile olur. **Bu kuantum bir haberleşme yöntemidir.** Elektromanyetik alanlar üzerinden gerçekleşir.

Kanser hücresi voltajını ve titreşimini kaybettiğinde bağışıklık dedektörlerinin gözünden kaçması da çok kolaydır. Tıpkı insülin rezistansındaki sert zarlardaki kilitle insülinin birbirini tanımaması gibi kanser hücrelerinin zarı da vücut tarafından tanınmakta zorlanır ve vücuda yabancılaşır.

Yeni türdeki kemoterapilerde önce kanser hücresinin dışındaki bu kalın zardan kurtulup sonra ilaçları kanser hücresinin içine daha hızlı vermek şeklinde tedavi yaklaşımları da vardır. Kalın kabuğun incelmesi için yine alkali beslenme devrededir. Zar üzerinde azalan doymamış iyi yağların korunması, bitkisel gıdalarla serbest radikallere karşı elektron sağlanması kanser tedavisi desteğinde çok anlamlıdır.

Elbette beslenme dışında modern tedaviler gereklidir. Burada da anlatılmak istenilen olayın korkutuculuğu değil basitliğidir. Bize düşen görev basittir. **Sağlıklı, alkali, kuantum enerjimizi arttıracak besinler yemek ve buna destek olacak yaşam şeklinde yaşamak.** *"Ne yersen osun"* mantığı doğrudur.

Kanserin genetikle ilişkisi de sıklıkla tartışılmaktadır. Elbette her birimizin genlerinde yazılı olan bir kod mevcuttur. Bu kodlar **kapalı/sessiz/turn off** konumdadır. Kapalı kalmayı sürdürmeleri için DNA'nın hasar görmemesi gerekir. Ancak alkali beslenmeden uzak kalıp vücudu protona, dolayısıyla serbest radikallere açık hale getirirsek bir süre sonra DNA hasar görebilir ve genler sessizliğini bozar, **turn on** konuma geçerek hastalığa sebep olurlar. Serbest radikallerin en büyük kaynağı ise iyi çalışmayan mitokondrilerdir. Mitokondriler artık hem kanseri erken teşhis etmek hem de tedaviyi oluşturmak için hedefi haline gelmekteler.

Mitokondrilerin yetersiz enerji üretmesiyle ilgili diğer hastalıklar

Kaslarda:

√ *Güçsüzlük*
√ *Kramplar*
√ *Egzersize dayanıksızlık*
√ *Çabuk yorulma*
√ *Kas sarkmaları*

Beyinde:

√ *Otizm*
√ *Gelişme geriliği*
√ *Migren*
√ *İnme*

Karaciğerde:

√ *Alkol dışı karaciğer yağlanması*

Kalpte:

√ *Kalp yetersizliği*

Tüm bu hastalıklar mitokondrilerin yeterli enerjiyi üretememeleri nedeniyle ortaya çıkar. Esasında hücre hasarının olduğu her hastalıkta konu motor ve yakıt meselesidir.

Motorlarımızın dertlerini öğrendik. Şimdi doğru yakıtları seçelim...

BÖLÜM 5:

KUANTUM ELEKTRONİK BESLENME

Kuantum Elektronik Beslenme...
İsim Çok Havalı!

Kuantum; çünkü beslenme bilgisi atom altı dünya üzerinden anlatılıyor. Elektronik; çünkü atom altı dünyanın kahramanları olan elektronlar ile biyoelektrik enerji üreterek çalışan organik pilciklerimiz var.

Basit canlılar değiliz. En üstün bizsek, daha yüksek teknik detaylarımız olduğu aşikardır. Bilim elverdikçe bu kompleks yapımız en ince ayrıntısına kadar gözlerinizin önüne serilecektir. Şimdilik en iyi, kuantum biyoloji yaklaşımı bizim eşsizliğimizi açıklar. Demek ki eski usul basit algıları yenilemeliyiz.

Ne gıdadır ne değildir?

Bir şeyin adının **'gıda'** olması onun gerçekten gıda olduğunu göstermez. Gıda sıfatıyla market raflarını dolduran pek çok şey aslında vücut için çöptür. Gıda değil gıdanın tersi olan **'antigıda'**dırlar. Besin değil **'antibesin'**dirler. Bir şeye gıda diyebilmek için onun kuantum biyolojimizle enerji elde etme yöntemlerimize uygun olmasını gözetmeliyiz. Enerji elde etme yöntemimiz mitokondrilerimizdeki enerji dönüşüm aşamalarıdır.

Gıda, mitokondriye uygun olmalıdır!

Gıda hücreyi, mitokondriyi beslemelidir, mideyi değil!

Mideni değil mitokondrini besle!

Mitokondrilerdeki tüm enerji üretim sistemi atom altı maddecikler olan elektronlar ve protonlar ile olur. Bunun aksi söz konusu değildir. O halde elektronların ve protonların adının geçtiği yerde kuantum terimini kullanmak ve buradaki biyolojinin artık **kuantum biyolojisi** olduğunu bilmek ve kurallarına uymak gerekir.

Elektronlarımızın davranış şekilleri kuantum özellikler gösterir. Düşünmekten uyumaya, enerji üretmekten hücreler arası haberleşmeye kadar tüm metabolik olayların mikro temelinde bu kuantum davranışlar vardır.

Kuantum dünyası Newton fiziği kurallarının yanında oldukça tuhaftır. Zaten Newton fiziği de bize vücuttaki çoğu olayı -mesela hücreler arası ışıktan hızlı haberleşmeyi veya beyindeki yerini gösteremediğimiz ama var olduğunu bildiğimiz bilinci- açıklayamaz. Bu gibi soruların cevaplarının verileceği günler yakındır. Ancak şimdilik iddiamızı şu noktaya kadar taşıyabiliriz; yeterince kuantum biyolojisine uygun beslenirsek bilinçliliğimiz artar. Aydınlanma, farkındalık, üstbilinçlilik hali '**bir üst model insan**' olmanın ilk yoludur.

Böylece evrimde üste çıkarız.

Eğer vücut hücrelerimizin bu şekilde **'upgrade'** olmasını istiyorsak beslenme ve yaşam şeklimizin kuantum özelliklerimizi arttıracak şekilde olması gerekir. Kuantum özelliklerimizi elektronlarımıza borçluyuz. Madde olan her şeyde var olan elektronlar bazı maddelerde daha çok bazılarında daha azdır.

Yiyeceklerde aradığımız, elektronları arttıracak özellikte olmalarıdır. Sağlıktan anladığımız vücuttaki elektronları arttırmak olmalıdır. **Benim iddiam elektronumuz kadar ömrümüz olduğudur.** O halde beslenme, elektron kaynaklarının nerede olduğunu bilmekten ibarettir.

Bitkiler: Sonsuz Yaşama Giden Yolda Mucize Sır

- ***Sebzeler***
- ***Meyveler***
- ***Baharatlar***
- ***Tohumlar***
- ***Baklagiller***
- ***Kuruyemişler***

bitkiler grubuna girer. Tüm bitkiler fotosentez yaparak büyürler. Güneş ışığını meyve, yaprak veya kök olarak maddeleştirirler.

Fotosentez **endergonik**, yani enerjiyi içinde tutan bir olaydır. Mitokondrilerimizde enerji üretimi fotosentezin tam tersidir. Enerjiyi dışarı veren **ekzergonik** bir tepkimedir. Çok enerji üretebilmemiz için en yüksek enerjiyi dışarı veren kaynaklar besinimiz olmalıdır. Bitkiler başlığı altında aklımıza gelen tüm gıdalar, en yüksek enerjili elektron kaynağı oldukları için onlara **'sağ-**

lıklı yiyecekler' denir. Ancak unutulmamalıdır ki bitkilerin en **'elektronlu'** halleri çiğ ve taze oldukları zamandır.

Pişirmek sağlıklı mıdır?

Sağlıklı yiyeceklerin tüketiliş şekli de elektron miktarlarını belirler. Sebzelerin yararları, vitamin, mineral, bitkisel protein ve antioksidan içermeleri sebebiyledir. İşte bu faydalar pişirmeyle azalır. Öncelikle, her türlü sebze yararlıdır. **Antioksidan özellikleri bakımından sebzelerin renkleri koyulaştıkça serbest radikal temizleme kapasiteleri artar.**

Tüm bitkilerde antioksidan yüksektir. Mor renkli sebze ve meyvelerde ise en yüksek **ORAC (Oxygen Radical Absorbance Capacity-Serbest Radikalleri Emme Yeteneği)** değeri vardır. Pişirmek antioksidanların neredeyse yarıdan fazlasını yok eder.

Yeşil sebzelerin içerisinde klorofil vardır. Klorofil bitkinin kanıdır. Bizim kanımızdaki hemoglobinle neredeyse aynıdır. Bu klorofil bize bitkiden aldığı oksijeni verir. Klorofil yemek, oksijen solumak gibidir. Klorofil demir ve magnezyum da içerir. **Pişirmek klorofili de yok eder.**

Sebzelerin içinde enzimler vardır. Bitkiler kendi enzimleriyle kendilerinin sindirimini kolaylaştırırlar. Vücudun enzimlerini fazla harcamazlar. Vücudumuzdaki enzimlerin bir kısmı sindirim enzimi olarak pankreasımızda üretilir. Bitkiler pankreası yormazlar. Aslında enzimler yalnızda sindirime yardımcı olmaz, bundan daha fazla iş yaparlar. Örneğin kanser hücrelerini hatırlayın. Bu hücreler kendilerini bağışıklık sisteminden saklamak için duvarlarını kalın bir ağ ile kaplarlar. Vücuttaki enzimler bu ağı parçalarsa, bağışıklık sistemi kanser hücresini yakalayıp yok edebilir. **Ama maalesef çok fazla hayvansal gıda tükettiğimiz için enzimlerimizin tek işi bu besinlerin sindirilmesi haline gelir.** Oysa sebze -özellikle çiğ sebze- ağırlıklı beslenince, bunlar kendi enzimleriyle kendilerini sindirir, pankreası yormazlar.

√ *Sebzelerin pişirilmesi içlerindeki su miktarını azaltır!*

Oysa o su çok kıymetli mineraller içerir. Bu mineraller vücutta yapılamaz, dışarıdan alınmalıdır. Sebzeler mineralleri topraktan alır, biz de sebzelerden alırız. Selenyum, magnezyum, potasyum, bor sebzelerden aldığımız minerallerdendir. Hayvansal gıdalarda az mineral vardır.

√ *Sebzeleri pişirmek içlerindeki proteini de azaltır!*

Oysa bitkisel protein tüm sebzelerde vardır ve çok faydalıdır.

√ *Pişirmek sebzelerin vitamin değerlerini de yarıya indirir!*

Yüksek ısıda pişirme veya kızartma yapmak ise bir sebzeyi neredeyse yararsız çöp haline getirir. Unutmayın, brokoliyi bile kızartsak artık o bir zararlı serbest radikal deposudur. Ayrıca semizotu gibi iyi yağ (Omega 3) içeren sebzeler pişirilince bu tür yağlar oksitlenir, yararı kalmaz.

√ *Pişirmek bitkilerin atom yapısına zarar verir!*

Sağlıklı olmak için her şeyden çok elektrona ihtiyacımız var. Her şeyi iyileştirebilecek elektronların deposu da çiğ sebzelerdir. "Pişirme vitamin ve mineral kaybına neden olur" gibi genel terimler durumu açıklamakta aslında yetersizdir. Söylenmesi gereken pişirmeyle elektronların azaldığıdır.

Mikrodalga fırınlar gibi sebzenin atom yapısını geri dönüşsüz değiştiren yöntemlerin zararlarına burada girmiyorum bile. Ama her şekilde ısıyla temas bitkilerin verimliliğini bozacaktır.

√ *En zararsız pişirme yöntemi olan buharda pişirme ve haşlamada bile bitkilerin, sebzelerin içerisindeki güneş enerjisi azalacaktır!*

Besinler çiğ iseler daha çok güneş ışığı, daha çok foton enerjisi, daha çok elektron, daha çok antioksidan, daha çok alkali özellik taşırlar. Buradaki terimlerin hepsi aynıdır.

Bitkilerin renklerini de umursamalıyız. Gelin biraz da bu konuya eğilelim.

Gökkuşağı ile beslenin

Tüm **yeşil yapraklılar** yüksek miktarda klorofil içerir. Klorofil bitkilerin, güneş ışığını emdiği organcığıdır. Klorofille emilen ışık, bitkinin yaprak, kök ve meyvesinde elektronlar olarak depolanacaktır. Her renkte bitkisel besinler makbuldür. Ama elektronları depolama miktarı bitkilerin renklerine göre değişebilir.

Basit lise fiziği bilgimizden güneş ışığının prizmadan geçerken yedi ayrı renge ayrıldığını biliyoruz. Bu yedi rengin farklı dalga boyları vardır. Kırmızı renkteki güneş ışığı en düşük enerjili ama en uzun dalga boylu iken, mor renkteki ışık en yüksek enerjili ama en kısa dalga boyludur. Dalga boyu ve enerji birbirinin tersidir. Dalga boyu kısalınca enerji artar. Artmış enerjinin sebebi maddenin atomlarının daha çok elektrona sahip olması demektir. **Bu nedenle zihnimizde şu ampulün yanması gerekir; mor besinlerde daha çok elektron vardır.**

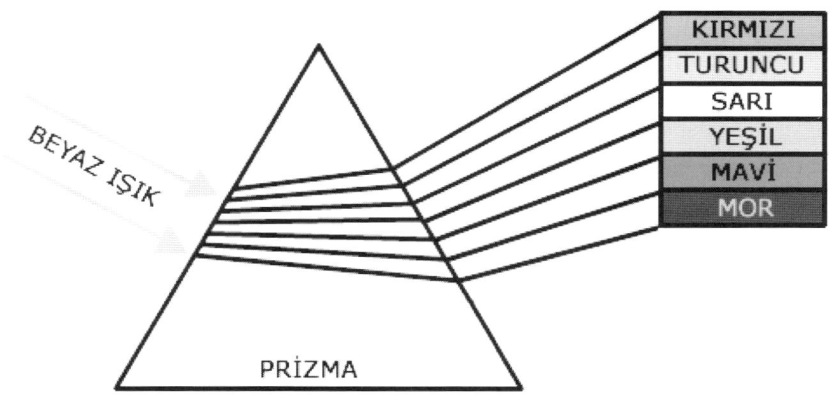

Şekil 8: Işık prizmadan geçince 7 renge ayrılır.

Basında mor sebze ve meyvelerin sağlığa faydalarının, yüksek antioksidan özellikleri sebebiyle olduğu sık sık belirtilir. Artık bizler antioksidan terimi ile veya **polifenol, resveratrol** gibi özel isimli antioksidan tabirleriyle anlatılmak istenenin elektron bolluğu olduğunu anlamalıyız. Bir kez daha tekrarlayalım.

☐ ***Elektronlar bol ise antioksidan boldur.***

☐ ***Elektronlar antioksidandır.***

☐ ***Elektronlar alkalidir.***

Mor besinler nelerdir?

√ **Mor üzüm**
√ **Pancar**
√ **Yaban mersini**
√ **Şalgam**
√ **Mor lahana**
√ **Patlıcan**
√ ***Nar***
√ ***Erik***
√ ***Böğürtlen***
√ ***Mor soğan***

Mesela mor pancarın taşıdığı elektron oranı öyle çoktur ki, vücudumuzun oksijen taşıma kapasitesini arttırır. Patlıcan kabuğu öyle çok elektron içerir ki içeriğinden yapılan kremler cilt kanseri tedavisinde kullanılmaya başlanmıştır. (Kanser serbest radikal hasarının en çok olduğu hastalıktır.)

Aslında bu iki-üç örnek yerine tüm sistemimizi bir bütün olarak düşünmemiz daha doğrudur. Bir besinin bir hastalığa iyi geldiğini duyuyorsanız bilin ki diğer tüm hastalıklara da iyi gelir. **Çünkü hücre hücredir. Birine iyi gelen hepsi için iyidir.** Tüm hücreler temel enerji üretme, tamir etme, çöp temizleme yöntemlerinde aynı sistemi kullanırlar. Fark, hücrelerin bulunduğu organ için yapacakları görevlerin değişik olmasından kaynaklanır. **Hücreler farklı görevler yaparlar ama işletim sistemleri aynıdır.**

Bitkiler başlığı altında her renk sebze, meyve hatta çiçekler bile yenilmesi gerekenler listesine konulabilir. Hepsi iyidir. Önemli olan doğadaki şekillerine yakın olmalarıdır. **Elbette topraktan yeni koparılmış olmaları daha iyidir.** Yerel organik pazarlarda bulunabilenler en iyileridir. Semt manavından almak zorunda kalsak bile bitkiler işlenmiş gıdalara göre çok çok üstündür.

Zirai ilaç endişesiyle dış kabukları yemeyi tercih etmeyenler için üzücü bir haberim var; maalesef **asıl yüksek yoğunluklu elektronlar kabuklardadır**. Limonu sıkıp içmek değil limonu kabuğuyla doğrayıp toptan yemek faydalıdır örneğin. **Yemek için kabuk soyma adeti değişmelidir.** Limon, elma, patlıcan, karpuz gibi aklınıza ne gelirse kabukları ile tüketmenin daha iyi olduğu bilinmelidir. Hatta kabuklar ve çekirdekler bitkinin içinden bile daha iyidir.

Çekirdekler ve tohumlar

Çekirdekler ve tohumlar içlerinde bitkilerin oluşma bilgisini taşır. Maddenin aslında sıkıştırılmış enerji olduğunu biliyoruz. Ama bilimin geldiği son nokta enerjinin de enformasyon yani bilgi olduğudur. Evrende her şey bilginin farklı versiyonlarıdır.

Bizim işimize yarayacak olan şey, bitkinin '**bilgisine**' en çok tohumların sahip olduklarını bilmektir. Çörek otu, susam, keten tohumu veya aklınıza gelen tüm küçük tohumcuklar sıkıştırılmış elektron, enerji ve bilgi tanecikleridir. Tohumlar ve bu tohumlardan oluşturulmuş filizler evrenin enerjisini almanın akıllı yollarıdır. Mercimek, fasulye gibi baklagiller de bir tür tohumdur. **Bitki**

bu tohumlardan beslenerek büyüyüp gelişeceğinden tohumların içinde bitkiye konsantre enerji verecek iyi yağlar vardır. Tohumlar taşıdıkları yağ bakımından da mühimdirler.

Bunları filizlendirerek canlandırıp içlerindeki bilgiyi açığa çıkararak yemek çok daha faydalıdır.

Baklagil filizi baklagilden iyidir.

Kuruyemişler ve baharatlar

Kuruyemişler grubundaki ceviz, badem, fındık vb. de sonuçta bitkidir. Taze ve kavrulmamışsa iyi elektron vericilerdir. Kuruyemişlerin yağları da elektron kaynağı açısından önemlidir.

Baharatlar ise sadece bitki olmaları sebebiyle bile makbuldür. Bir tür **'konsantre bitki'** olan baharatlar o kadar yüksek antioksidan özellik gösterir ki içlerinden zerdeçalın antitümör olarak fayda sağladığını, tarçının diyabete iyi geldiğini günümüzde biliyoruz. Onları sadece ağızdan tüketmek yerine damardan vermeye bile başladılar. Değişik birtakım kronik enflamatuar hastalıklarının veya tümör kaynaklı hastalıkların klasik tedavilerine destek olarak kullanılmaktalar. Bu bilgiler size **'tıp dışı'** görünmesin. Klasik tedaviler hala devam edecektir. Ancak giderek artan sayıdaki çalışma sonuçları, hekimlerin de sentetik ilaçları biyolojik maddelerden elde edilen ilaçlara değiştirmelerine yol açmaktadır.

Yediğiniz gıdanın içinde ne kadar güneş ışığı saklı?

Enzimler, mineraller, vitaminler, lifler içermeleri bitkisel besinlerin makro düzeydeki faydalarıdır. Zaten şimdiye kadar hep bunları duyduk. **Ancak en temel fayda elektron yani antioksidan kapasitelerindedir.** Antioksidan kapasitenin değişik ölçüm birimleri vardır. Bitkinin antioksidan kapasitesinin ölçümü ORAC ile gösterilir. ORAC değeri, bir maddenin içindeki serbest radikal yok edebilme kapasitesini gösterir. Maddenin serbest radikallere elektron verebilme kapasitesidir.

ORAC değeri bakımından bitkiler, sebzeler, meyveler, baharatlar, kuruyemişler kendi aralarında sıralanabilir. Hangisinin ORAC değeri yüksekse o diğerinden üstündür. ORAC değeri **'paslanma giderici değer'** olarak da günlük hayatta dilimize geçebilir. Paslanmak istemiyorsak besinlerde yüksek ORAC değerini kovalamalıyız. Elbette taze bitkilerin ORAC değeri işlenmiş olan ürünlerle kıyaslanamaz.

ORAC, bitkideki elektron değerini gösterir. Elektron fotondan, foton ışıktan gelir. **Sonuçta, ORAC bitki içerisinde saklı güneş ışığı miktarıdır.** Elektron yoğunluğunun çok olduğu renkli sebze, meyve ve baharatlarda ORAC değerinin de yüksek olduğunu anlamak zor değildir.

Hangi besin?	Ne şekilde tüketilmeli?	ORAC değeri (100 gram için)
Sumak Kepeği	Çiğ	300.900
Keklikotu	Kuru	165.712
Tarçın	Toz	143.264
Kekik	Kuru	137.720
Biberiye	Kuru	112.200
Karanfil	Toz	111.490
Adaçayı	Öğütülmüş	98.714
Kuşburnu	Çiğ	96.150
Maydanoz	Kuru	68.417
Fesleğen	Kuru	56.685
Kimyon	Toz	47.600
Zerdeçal	Toz	44.776
Adaçayı	Taze	32.004
Kekik	Taze	27.426
Mercanköşk	Taze	27.297
Köri	Toz	24.980
Kırmızı Biber	Toz	21.827
Ahududu	Çiğ	19.220
Ceviz (Pikan)	Çiğ	17.524
Zencefil Kökü	Çiğ	14.840
Nane	Çiğ	13.978
Kapya Biber	Çiğ	13.750
Ceviz	Çiğ	13.057
Karabiber	Toz	10.205
Yabanmersini	Çiğ	9.621
Armut	Kuru	9.496
Kızılcık	Çiğ	8.888
Erik	Kuru	7.880

ORAC gibi **ORP (Oksidasyon-Redüksiyon Potansiyeli)** değeri de benzer şekilde içtiğimiz sıvılarda ve soluduğumuz havadaki elektron miktarını anlatmak içindir, genelde sıvılar için kullanılır. ORP değeri artı (+) veya eksi (-) olarak ifade edilir. Eksi (-) elektron yükünü, artı (+) proton yükünü gösterdiğine göre eksi (-) ORP değeri ne kadar çoksa o sıvıda o kadar çok elektron var demektir. O sıvı antioksidan, o sıvı alkali demektir. Artı (+) ORP değerde bulunan sıvının ise, protonla dolu, serbest radikal içeren, asitlenmiş bir sıvı olacağını anlamak zor değildir.

Sebze suları yüksek negatif ORP değerindedir. Alkali içme suları negatif ORP değerindedir. Az şekerli meyve suları da negatif ORP değerindedir. Ancak alkol, kahve, kolalı içecekler, sentetik meyve suları gibi işlenmiş sıvılarda ORP değeri pozitiftir. İçtiğimiz artı (+) ORP değerindeki bu sıvılar için onları yok edecek kadar eksi değerlikli elektronlarımızın boşuna harcanacağını bilmeliyiz.

Her zaman zararlarını okuduğunuz bu tip içeceklerin asıl zararı işte budur. İçlerinde antioksidan elektron yoktur. Serbest radikal vardır. Kolalı içeceklerin pH'larına baktığımızda yedinin altında olduğunu görürüz. Bu içecekler asitlidir, artı (+) proton değerleri fazladır. Negatif ORP değerindeki içecekler tercih sebebi olmalıdır.

İyi ORP ve ORAC değerine sahip besinlerin gerçek kapasitelerinde kalabilmeleri için işlem görmemeleri gerekir. İşlem görmüş gıdalarda bu değerler hızla kötüye gider. Paketli market ürünlerinin zararları her yerde yazıldı, çizildi ancak evinizde alışkın olduğunuz yemek yapma şekilleri de artık makbul değildir. **Doğru olan, besini mümkün olan en doğal haliyle almaktır.**

Yağlar: Dost mu Düşman mı?

Beslenmede diğer temel ihtiyaç iyi yağlardır. Hücre zarlarını korurlar. Peki, yağlar dost mudur düşman mı? Yağlar beslenmenin en önemli iki konusundan biridir. İlki ve daha önemli olan konu elektron zengini besinler iken yağlar ikinci önem sırasında gelir.

Öncelikle tüm hücrelerin dışının ve hücre içindeki çekirdek, mitokondri, ribozom gibi organellerin hepsinin zarlar ile birbirlerinden ayrıldığını bilelim. Organeller ve hücreler, zarlar sayesinde kendilerini korurlar. Çünkü zarlar seçici geçirgen özelliktedirler. Kendisine zararlı olanları geçirmemek üzere özel sistemlerle açılır ve kapanırlar. Bu zarların çok ince ve esnek olmaları gerekir. İncelik, esneklik ve dayanıklılık zarın yapısındaki yağların sağladığı özelliklerdir.

Bu özellikler olmazsa hücre zarları geçirgenliğini, elektrik voltajını, titreşimlerini, hormonların emrine uyma yeteneklerini kaybederler. **40 milyar hücrenin her birinde binlerce mitokondri olduğunu hatırlarsak mitokondri zarlarının korunmasının daha da mühim olduğunu kavrarız.**

Daima hatırlanacak konu mitokondri zarının enerji elde edilen yer olduğudur. Enerji elde etmekte yetersizlik söz konusu olduğunda mitokondrinin serbest radikal hasarına uğrayacağını, bunun zarın oksitlenmesine sebep olacağını, böylece enerjinin daha da azalacağını aklımızdan çıkartmayalım. **Enerji yoksa mitokondri görevini yapamayacaktır Enerji yoksa hastalanan hücre kendini tamir edemeyecektir.** Bu basit mantığı biliyoruz.

Serbest radikallerin hedefi olan zarların üzerinde doymamış yağlar mevcuttur. Bu doymamış yağların elektronlarını verebilecek durumları vardır. Serbest radikal hasarında ilk saldırı hedefi olmalarının sebebi bu zar yağlarının oksidasyonunun daha kolay olmasıdır. O halde serbest radikallerin zarlardan alacağı doymamış yağları yerine koymak, zarları tamir etmek için yeterlidir. İşte burada **iyi yağ** yemenin önemi ortaya çıkmaktadır.

√ *İyi yağ, zar lipitlerini onarmak için şarttır!*

Zarlar üzerindeki doymamış yağ miktarı zarın esnekliği ve inceliği kadar elektrik iletkenliği ile de ilgilidir. Zar lipitlerinin oksitlenmesi zarların elektrik voltajını değiştirir. Zarlar üzerindeki voltaj,

- **Birinci olarak ATP üretimi için lazımdır.**
- **İkinci olarak da hücrelerin birbirini tanınması için gereklidir.**

İletişim kurabilme hızı da zar voltajıyla ilişkilidir. **Özellikle beyin ve sinir sistemindeki ileti hızı tamamen hücre zarlarının voltajlarının istenen düzeyde olmasına bağlıdır.** En çok beyin hücrelerinin zarlarında yağ vardır. En çok mitokondri beyin hücrelerindedir. Çünkü hem hızlı ileti, hem de yüksek enerji gereklidir.

- **Voltaj üçüncü olarak hücre görevlerinin yerine getirilmesi için lazımdır.**

Görevler arasında besini içeri almak, çöpü dışarı çıkarmak, protein üretmek, eskiyen yerleri yenilemek, hastalıkları onarmak sayılabilir.

O halde hücreyi onarmaya önce mitokondri ve zarlardan başlanmalıdır. İyi yağları tüketmek bu zarlara elektron verebilmek için anlamlıdır.

Sağlıklı yağlar hangileridir?

Yağların hangisinin iyi hangisinin kötü olduğuna dair kafa karışıklığı mevcuttur. Burada bunu aydınlatmaya çalışalım. Önceki iki kitabımı okuyanlar konuyu biliyorlar, onlar bir yandan tekrar yapsınlar. Tüm bir alkali ve kuantum beslenme konusuna bu kitaptan başlayanlar ise öğrensinler...

İyi Yağ	*Bulunduğu Yer*	*Faydaları*
Omega 3	*Balıklar: Somon, ton, hamsi, uskumru. Bitkisel kaynaklar: Keten tohumu, kivi, semizotu, ceviz, badem, fındık, çörekotu*	*Hastalıklardan korur, depresyonu engeller*
Hindistan cevizi Yağı	*Hindistan cevizi*	*Metabolizmayı hızlandırır, fiziksel yorgunluğu azaltır, Alzheimer'a bağlı beyin hasarını yavaşlatır*
Tohum Yağları	*Keten, susam, badem, fındık, ceviz, çöreotu, ay çekirdeği, kabak çekirdeği*	*Omega 3 deposudur, kalsiyum ve magnezyum içerir*
Tereyağı	*Hayvanlar*	*Bağırsağı korur, hızla enerjiye çevrilir*
Diğer İyi Yağlar	*Zeytinyağı, susamyağı, çörekotu yağı, keten tohumu yağı, ceviz, badem, fındık gibi kuruyemişlerin yağları, balık yağı, krill*	*Tüm diğer iyi yağlar gibi hareket eder*

Yağların boyları: Kısalar, ortalar, uzunlar

Yağlar kimyasal farklılıklar gösterir ve zincir uzunluklarına göre üçe ayrılırlar; uzun zincirliler, orta zincirliler, kısa zincirliler. Kısa zincirli yağ asitlerine tereyağını örnek verebiliriz. Orta zincirli yağ asitlerinde de Hindistan cevizi yağını sayabiliriz. Uzun zincirli yağların en bilineni ise margarindir.

Uzun zincirli yağ asitleri ve orta zincirli yağ asitlerinin kıyaslamasını şu şekilde yapabiliriz:

√ *Uzun zincirli yağ asitleri bağırsaktan emilince lenf ile karaciğere taşınır. Orta zincirli yağ asitleri lenf ile değil direkt kan ile daha hızlı olarak karaciğere taşınır.*

√ *Uzun zincirli yağ asitleri karaciğer mitokondrisinde yakılmak için mitokondriden içeriye girerken karnitin ile taşınırlar. Orta zincirliler ise karnitinsiz, hızla mitokondriye girer.*

√ *Uzun zincirli yağlar peroksizom denilen özel bir mikrocisimcikte önce orta zincirli hale gelirler. Orta zincirliler ise peroksizomda vakit kaybetmezler.*

√ *Uzun zincirli yağların 1 gramında 9 kalori vardır. Orta zincirli yağlarının ise 1 gramında 8,3 kalori vardır, %10 daha az kalori taşırlar.*

√ *Uzun zincirli yağların depolanmaları istenir. Orta zincirli yağların depolanması yerine yakılması daha çok tercih edilir.*

√ *Uzun zincirli yağlar keton cisimlerini daha geç oluştururlar. Orta zincirli yağlar hemen keton cismi oluşturabilirler.*

√ *Uzun zincirli yağların beyin ve kas için enerjiye dönüşmeleri uzun sürer. Orta zincirli yağlarının beyin ve kasta enerjiye dönüşmeleri çok hızlıdır.*

√ *Uzun zincirli yağlarının yakılmaları için biotin ve B12 gerekir. B12 eksikliğinde yakılmaları zorlanır. (Bu demektir ki göbek yağı eritmek istersek B12'mizi ihmal etmeyeceğiz. Bizim depo yağlarımızın hepsi uzun zincirlidir.) Orta zincirli yağlar B12'ye ihtiyaç duymadan direkt olarak emilirler. Sporcu performansını arttırmada bile kullanılırlar.*

Beslenmemizde kısa ve orta zincirli yağlardan kaliteli enerji ürettiğimiz açıktır. Bu yağlardan korkmadan bolca tüketmek gerekir.

Mükemmel çalışan mitokondrilerimiz olsa bile;
1 şekerden 36 ATP üretirken,
1 yağdan 129 ATP üretmekteyiz.

Ek olarak kısa zincirli yağ asitlerinin de bağırsak sağlığını korumada öneminden bahsetmeliyiz. Bağırsak florasında olması gereken sağlıklı probiyotikler normalde yüksek oranda kısa zincirli yağ üretirler. Bunun için hammaddeleri, sindirilmemiş olan yiyeceklerin lifleridir. Lifli beslenme bağırsaktaki iyi bakterilere kısa zincirli yağ üretmek için hammadde sağlar. İnce bağırsaktan sindirilmeden gelen bu liflerin kaynağı bitkisel besinlerdir. Bunlar kalın bağırsağın bakterilerince kısa zincirli yağ asitlerine çevrilir. Bu kısa zincirli yağ asitleri hem bağırsak sızdırmazlığını sağlar, hem de beyne doyma sinyalini gönderir.

√ *Miden değil bağırsağın doyduğunu anlar!!!*

Doyma sinyali bağırsaklarımızdaki iyi bakterilerin yeterli sayıda olması ile çok ilgilidir. Lifleri yemeyi arttırmalıyız. Kısa zincirli yağ olan tereyağını bağırsaklarımızın sağlığı için beslenmemize eklemeliyiz.

Ayrıca kısa zincirli yağlar orta zincirlilere benzer birtakım avantajlara sahiptir. Safra kesesini korurlar. Bağırsaktan emilimde uzun zincirli yağlar gibi safra asitlerince emilmelerine gerek olmadığından safra kesesi problemlerinde kullanılmaları akla gelmelidir.

Leptin isimli doyma hormonu doyma sinyali verir. İyi yağlar leptin hormonunu arttırır. Az bilinen tıbbi bir bilgi verelim; leptin hormonu beynin hipotalamus bölgesinin elektron sayacı gibi çalışır. Elektronlardan gelen enerji çoksa leptin bize doyduğumuzu söyler. Ancak elektronu az yiyecekler yediğimizde leptin doyma sinyali vermez. Elektronların çok olması demek (-) eksi yükün çok olması demek olduğuna göre, kötü beslenip kilo alanlarda (-) yük azdır. Obezler artı (+) yüklüdür.

Işıldamanın yolu: Biofoton ve yağlar

Size hücre zarlarınızdaki yağların güneş ışığı da tutabildiğini söylesem bu bilgi tuhaf gelir mi?

Hücreler, zarları vasıtasıyla ışık tutabilir ve hatta DNA'mızın kendisi bile bu işi yapabilir. Bunu bilim ispatladı. **Biofoton emisyonu** denen bu durum spektrofotometrik olarak ölçülebilmektedir.

Bitkiler kadar bizim de güneş ışığına ihtiyacımız vardır. Bu ihtiyacı dengelemek için güneşin az olduğu kutuplara doğru gittikçe beslenme kaynaklarının Omega 3'lü soğuk deniz balıklarına doğru kayması bu yüzden şaşırtıcı değildir. Hayvanlar da güneşe ihtiyaç duyduğu için soğuk denizlerin derinlerinde yaşayan, ışıktan mahrum kalan balıkların daha çok Omega 3 içermesi yine bu açıdan mantıklıdır. **Bu şekilde değerlendirildiğinde Omega 3 yağları, ışığı foton halinden elektron haline çevirip üzerlerinde tutabilirler diyebiliriz.**

Hazır güneş konusunda yeniden gelmişken gelin D Vitamini'ne de bir bakalım.

Güneşi tutmak: Vitamin D ve yağlar

Vücudumuzdaki Vitamin D miktarı, içimizdeki güneş ışığı tutabilme kapasitemizi mi gösterir? Cildimizdeki vitamin D sentezi ya da melanin pigmenti ile güneş ışınlarının tutulumu bir tür kuantum biyolojik olaylar zinciridir.

Vitamin D'nin önemi çok vurgulanmıştır. Bu vitaminin sadece kalsiyum-kemik metabolizması ile ilgili olduğunu düşünmek eksik yaklaşım olur. **Vitamin D, kanser önlemekten enerjik reaksiyonları azaltmaya kadar her hastalıkta eksikliği giderilmesi gereken bir vitamindir.**

Peki, neden vitamin D eksikliği bu kadar yaygındır? Neredeyse büyük küçük herkeste güneşlenilmesine rağmen düşük düzeyde çıkmaktadır. Burada yine büyük resme bakmalıyız. Güneşten yararlanabilmek için cildimizi kullanıyorsak cildin ışık tutabilirliğini iyi yağlar ve bol elektronlu beslenme ile arttırmalıyız. Vitamin D eksikliğimiz hücrelerimizin ışığı absorbe etmekte zorlanması ile artmaktadır. **Güneşin eskisine göre daha çok cilt kanseri ve leke yapması da bu konuya bağlanabilir**.

Işıkların sağlık için emilebilmesi, cilt yüzeyinden geçebilmesi için ışık emebilen hücre zarlarına ihtiyaç vardır. **O halde sadece cildimizde leke olmasını istemiyorsak bile yüksek sıcakta güneş korumasının yanında cildi yağ ve elektronlarla da beslemeliyiz.** Bana göre ışığımızın az olduğu vitamin D düşüklüğünden bellidir ve vitamin D desteği kadar elektron ve yağ desteği de gereklidir. Vitamin D ve Omega 3 destekleri gerekirse hekimlerce ayarlanmalıdır.

Vitamin D'yi arttırabilmek için eskiden alışıldığı üzere süt grubu hayvansal gıdalar yerini susam gibi hem bitki hem iyi yağ olan ve tohum halindeki gıdalara bırakmaktadır.

Hayvansal Besinler: Tamamen Kesilmeli mi?

Bu soruyla sıklıkla karşılaşıyorum. Gelin yanıtını beraber bulalım. Hayvansal besinler, güneşi **dolaylı** olarak aldığımız besinlerdir. Bitkileri yediğimizde güneşi **direkt** olarak kendi içimize alırken, hayvanları yediğimizde bu işlem direkt olmaz.

Hayvansal proteinlerin vücudumuzdaki yolculuğu da bitkisel besinlerden farklı olur dolayısıyla. Bu yolculuk esnasında da bedenimiz birçok çaba sarf etmek durumunda kalır. Önceki kitaplarımda detaylı olarak bu konuyu ele almıştım, bir minik tekrar yapacak ve yeni okuyucuyu bilgilendirecek olursak durum şöyledir;

Hayvanlar Proteinlerin İstenmeyen İlk 11'i

1- Hayvansal proteinlerin sindirilmesi için çok fazla mide asidine gereksinim vardır.

2- Hayvansal protein sindirimi pankreası çok yorar.

3- Hayvansal protein sindirimi bize elektron kaybettirir.

4- Hayvansal proteinlerin enflamasyon arttırma riski yüksektir.

5- Hayvansal proteinler bağırsakta çürür.

6- Hayvansal proteinlerin hormon içerme olasılığı fazladır.

7- Hayvansal proteinler amonyağı arttırır.

8- Hayvansal proteinler yaşlanmayı hızlandırır. Kolesterole, kansere, kemik kaybına, böbrek hastalıklarına yol açabilir.

9- Hayvansal proteinler vücudu asitlendirir.

10- Hayvansal proteinler proton (+) deposudur.

11- Hayvansal proteinler doymuş yağlar ile doludur.

Ne kadar protein alınmalı?

Tüm bu koşullar altında, sağlıklı bir yaşam için ne kadar protein alınması gerektiği akla gelir. Sorunun cevabı şöyledir;

√ ***Ağızda iyice çiğnenirse,***

√ ***Yanında karbonhidrat yenilmezse,***

√ ***Tüketilen hayvansal proteinin dört katı kadar çiğ sebze tüketilirse,***

√ ***Proteinin kaynağı doğal mera hayvanı olursa,***

Haftada 1-2 defa kırmızı et yenilebilir.

Mitokondri sağlığı açısından baktığımızda, **arginin, metionin** ve **sistein** isimli amino asitler hayvansal proteinlerde vardır.

- **Ciğer yemek metionin için iyi bir kaynaktır.**
- **Sistein için en iyi kaynak, yumurta ve lor peyniridir.**
- **Kemik suyu, cilt-eklem yenilenmesi, bağırsak sağlığı ve bağışıklık için önemlidir.**
- **Balık, elbette içerdiği Omega 3 sebebiyle tercih edilmelidir.**

Bu gruba, az miktarda keçi-koyun-manda süt ürünlerini, hindi etini, organik kuzu ve dana etini de katabiliriz. Yukarıda belirtilen zararları sebebiyle miktarların gerekenden fazla yenmesi istenmez. **Bitkisel protein kaynakları boldur. Sağlıklı beslenme çabalarında proteinsiz kalmak kaygısı yersizdir.**

Oksijen ve Beslenme

Sağlıklı mitokondriler için elektron içeren besinler dışında asıl temel ihtiyacımız oksijendir. Oksijen olmadan şömine yanmaz. Oksijen olmadan birkaç dakika içinde yaşamımızı kaybederiz. Oksijenin önemi, onsuz enerji üretemeyeceğimizde yatar. Evrimleşmemiz, hayvanlardan daha üstün olabilmemiz çok sayıda mitokondriye sahip olabilmemizle ilgiliydi, hatırlayın. Çok mitokondri çok enerji demektir.

Çok enerji ile aynı zamanda çok iş yapabiliriz. Yine bu enerjiyi hastalanırsak tamir için de kullanabiliriz. Mitokondrilerde enerji üretiminde elektronlardan faydalanıldığını biliyoruz. Ne yersek yiyelim sonunda yiyecekler elektronların oksijenle yakılması ile ATP'ye dönüşürler. **Oksijen ile elde edilen enerji modeli verimlidir.** Hayvanlar ve insanlar bu verimli enerji üretme modelini kullanırlar. Oksijensiz enerji üretimi ise verimsizdir. Bunu ilkel canlılar, anaerob bakteriler ve tek hücreliler kullanır.

Yiyecekleri yakmak için oksijene ihtiyaç vardır. Demek ki enerji için oksijeni vücudun her yerine götürebilmek hayati bir görevdir. Bu görev damarlara düşer. Kan, oksijeni akciğerden alıp tüm ücra köşelere taşıyan aracıdır. Bunu kanın elemanı **eritrositler** yani **alyuvarlar** yapar. Kanın oksijen taşıması bazı durumlarda artar, bazı durumlarda azalır.

Kandaki oksijenin azaldığı durumlar;

√ Sigara içmek

√ Kirli havaya maruz kalmak

√ Akciğer hastalıkları

√ Burun deviasyonu

√ Apne

√ Alerjiye bağlı burun tıkanıklıkları

√ Psikolojik sebepli nefes tutmalar

Bunlar makro sebeplerdir. Kanın oksijen taşıma kapasitesinin mikro düzeyde bazı değişikliklerle azalması, eritrositlerin fonksiyonlarının bozulması ile ilgilidir. **Eritrosit sayısı yetersiz ise oksijen taşıma azalır.** Demir eksikliği anemisi, B12 vitamini ve folik eksikliği anemisinde olduğu gibi. Anemiler düzeltilmelidir.

Eritrositlerin yapısındaki bozukluklar da oksijen taşıma kapasitesini azaltır. **Hemoglobin A1c** ismi ile bildiğimiz kan testi çoğunlukla şeker metabolizması bozukluğu ile ilgili sanılır ancak dahası da vardır. Hemoglobin A1c değeri, eritrositteki hemoglobin isimli proteinin kan şekeri yüksekliğinden ötürü zarar görmesi nedeniyle artar. Hemoglobin A1c, eritrositlerin gördüğü zararın 3 aylık ortalamasını gösterir.

Hemoglobin A1c arttıkça eritrositlerin dokulara oksijen taşıması azalır. Şekerlenmiş eritrositin oksijen tutma kapasitesi azalır. Diyabete bağlı hasarlar -mesela yara iyileşmelerinin azalması ya da göz bozuklukları- esasında hem lokal olarak o organın şekerden gördüğü zarardan hem de şekerlenmiş eritrositlerin yeterince oksijeni bu organlara taşıyamamasından ötürü meydana gelir.

Hemoglobin A1c yüksekliği vücuttaki hipoksiyi yani oksijen azlığını mikro düzeyde anlatabilir. **Hemoglobin A1c yükselmesi yapan yiyeceklerin unlu, şekerli gıdalar olduğunu biliyoruz. Yani asitlendiren gıdalar!**

Asitlenme hem kanda hem dokularda ayrıntılı olarak incelenmesi gereken ince biyokimyasal bir konudur. Giderek artan sayıda çalışma, doku ve sıvıların asitlenmesinin yani buralardaki proton yükünün artışının hastalık etkeni olduğunu ispatlamaktadır. **Oksijen açısından söyleyebileceğimiz; bir yerin pH'ı asit'e kayıyorsa oranın daha az oksijen taşıyacağıdır.**

Akvaryum sahibi olanlar bilirler ki balıkların suda nefes alabilmeleri için sudaki çözünür oksijenin varlığı akvaryum suyunun alkali pH'ta olması ile ilgilidir. Vücudun içinde, akvaryumdaki balık gibi kocaman bir sıvı havuzunda yüzüyoruz. Asitlenen akvaryumda balık hastalanırsa tedavi için balığı mı değiştiririz yoksa akvaryumun suyunu mu? Kanımız için de bu mantık kullanılır.

Vücut, kandaki dar aralıktaki alkali pH'ı değişmeden tutulabilmek için uğraşır. **Kanda artacak artı (+) proton yükünü temizlemek için tampon sistemleri 7/24 devrededir.** Bilmemiz gereken kanın oksijen taşıma kapasitesinin ideal durumda %30 artıp ideal olmayan durumda %30 azalabileceğidir. Aynı şey dokular ve diğer vücut sıvıları için de geçerlidir. İdeal pH'a sahip olduklarında maksimum oksijen taşıyabilir hale gelirler.

İki-üç dakika kendisinden mahrum kalırsak hayatımızı kaybedeceğimiz mühim oksijenin derdi mitokondriye ulaşıp bize enerji sağlatmaktır. **Oksijen yoksa enerji de yoktur.** Ölüm olur. Beslenmede asitlenmenin azaltılması, vücuttaki oksijenin miktarının artmasını sağlar. Yani elektron içeren besinler tükettikçe nefes almış gibi oluruz.

Beyin ve oksijen

Beyin tüm vücut ağırlığının %2'sini oluşturur ama kanın %20'sini kendine çeker. Bunun sebebi evrimleşmemizin sebebi olan beyin korteksinin çok enerjiye ihtiyaç duymasıdır. Bu yüzden beyinde mitokondri sayısı çok fazladır. Enerji için oksijene çok ihtiyaç duyar.

İlkel primatlarla aramızdaki fark beyin dokusunun oksijene ihtiyacının artmasıdır. Bu yüzden beyni gelişmemiş ve az oksijen kullanan primatlarda oksijen kaslara gider. Beyinleri küçük olduğu halde gövdeleri ve kasları gelişir. İnsanda ise evrim ilerledikçe beyin fonksiyonları artacak ve belki ileride vücut fonksiyonları (sindirim sistemi gibi) azalacaktır. Koca kafalı minik gövdeli uzaylı tasvirlerini düşünün.

Beynin oksijen kullanımı beyindeki kan akımıyla orantılıdır. Damarların sağlığı korunmalıdır.

Tüm vücudun ama özellikle kalp ve beynin elektriksel organlar olduğunu biliyoruz. **Elektriksel fonksiyonlar için elektronlara ve iyi yağlara ihtiyaç vardır.** İyi bir beyin bu ikisini de yeterince yersek oluşur.

BÖLÜM 6:

HER ŞEY YEMEKLE ALAKALI DEĞİL

Kuantum Biyolojik Sağlığımız İçin Doğru Beslenme Dışında Ne Yapabiliriz?

Şimdi yiyecekler dışında bedava ve bol elektron kaynaklarından bahsedelim. Beslenmeye destek olarak hayatımızı da bu kaynaklarla doldurarak kuantum biyolojik sağlığımıza katkıda bulunabiliriz.

Vitamin T (Topraklanma)

Hastalıklar bir gecede yoktan yere var olmazlar. Doğaya karşı işlediğimiz gün be gün artan günahlarımızın sonunda bize bedel ödetirler. Yeterince günah birikirse hastalıklar görünür hale gelir. **Doğaya karşı işlediğimiz ilk günah onunla teması kesmemizdir.** Çoğumuz doğaya çıkmadan, toprağa basmadan, denize girmeden aylar geçiriyoruz. Ancak doğa ile kopmanın bedeli büyüktür.

Öncelikle tüm evreni ve dünyayı, kendimizi ve tüm canlıları elektromanyetik alana sahip maddeler olarak görelim. Dünyanın elektromanyetik alanı onun iç kısmının artı (+) yüklü, yer ve kabuğun üstünün eksi (-) yüklü olması sebebiyledir. Dünya bu alanı kendi etrafında dönerek yaratır. Bizi ilgilendiren yer kabuğunun eksi (-) yüklü olmasıdır. **Çünkü eksi elektrik yükü, elektronlarla sağlanan bir durumdur ve yer kabuğu bedava serbest elektronların olduğu muhteşem bir şarj ünitesidir.** Şarj için doğa ile temasta olmamız yeterlidir.

İnsanoğlunun yaptığı en kötü keşif ayakkabıyı bulmak olabilir. Ayakkabılar bizi dünya yüzeyindeki elektronları yakalamaktan alıkoyar. Oysa hafif ıslak çimenlere çıplak ayakla bastığımızda olan şey bir tür şarj olmaktır.

Çıplak ayakla toprağa bastığınızda ayağınızla toprak arasında olan şey, elektronların çok oldukları yerden az olduklara yere doğru akışıdır. Yere bastığımızda ayak tabanlarımızla toprağın serbest elektronlarını alırız. Doğadan gelen bu elektronlar eksi (-) yükleri ile içimizdeki artı (+) yüklü protonlarımıza yani serbest radikallerimize eksik elektronları verirler. Onları nötrlerler.

Toprağa basmak antiokside olmak demektir!

Toprağa basmak alkali olmak demektir!

Topraklanma olarak adlandırdığımız yeryüzü ile direkt temas tedavi edici özelliktedir. Topraktan kazanılacak elektronlar enflamasyonla ilerleyen hastalıkların iyileşmesini hızlandıracaktır. Toprağa bastığımızda aldığımız elektronlarla antienflamatuar etki kazanmış oluruz. **Topraklanma için çıplak ayakla**

yürümek, ağaçlara, bitkilere dokunmak, tuzlu deniz suyuna girmek uygundur. Her birinde doğanın serbest ve bedava elektronlarını alarak şarj oluruz.

Burada **negatif iyon** kavramına yoğunlaşmalıyız. Negatif iyonlar, elektron yüklü iyonlardır. Ormanda, denizde ve akarsu kenarlarında negatif iyon konsantrasyonu çok yüksektir. Oysa evde, ofiste, AVM'lerde negatif iyon konsantrasyonu çok azdır. **Şehirdeki hastalıkların pek çoğunun sebebi negatif iyon azlığıdır.**

Şehirlerde hazır gıda ile besleniyoruz ve zaten elektronsuz kalıyoruz. Bunun üzerinde bir de doğadan negatif iyon alamamamız eklenince hasta olmamız kaçınılmaz oluyor. Yurt dışında bazı ülkelerde elektrik iletkenliği yüksek bakır gibi metallerden oluşan topraklanma petleri ofislere yerleştiriliyor. Negatif iyon yayan oda havalandırmaları, negatif iyonlu su makineleri kullanılıyor. Ülkemizde henüz bu uygulamalar yaygın değil. Ama çaresiz değiliz. En pratik olanı seçebiliriz. **En pratik yöntem günlük olarak toprağa temasın gerçekleştirilmesidir. 20 dakika yeterlidir.**

Elektromanyetik Kirlenmeden Korunma

Cep telefonları, bluetooth, Wi-Fi, bilgisayarlar, baz istasyonları, televizyonlar derken tam bir elektromanyetik kirlilik içinde yaşadığımızı hatırlayalım. Dünyanın ve bizim vücudumuzun elektromanyetik alanı olduğunu biliyoruz. Dünyanın, bizim ve diğer canlıların yaydıkları negatif yüklü elektromanyetik alan sağlıklıdır. Sağlıksız olan pozitif elektromanyetik alan oluşturan elektroniklerden yayılandır. Bu tür elektronikler yaydıkları titreşimlerle bizim doğal elektromanyetik alanımızın yaydığı titreşimleri **hack'lerler**. Bu hackleme sonucu hücresel düzeyde sorun yaşarız.

Tüm bunların tespit edilip tıp literatürüne girmesi için biyofizikçiklerin ve kuantum fizikçilerin doktorlarla beraber çalışması gerekir. Bir kuantum fizikçi etraftaki kötü elektromanyetik alanı ölçerken bir doktor da hücrenin zarları üzerindeki elektrik yükünün yarattığı kendi elektromanyetik alanımızı ölçmeli, bunları bir araya getirdiğimizde aradaki olumsuzluğu görebilmeliyiz. Telefonu kulağımıza götürdüğümüzde beynimizdeki elektromanyetik alana ne olduğunu ölçebilmeliyiz. **Bu tip bilimsel çalışmalar iş-**

birlikleri olmadığı için cep telefonlarının sağlığa zararlı olup olmadığı konusunda hangi doktora sorsanız gerçek bilgiyi alamazsınız.

Esasında şu anki tıp bilgileri geleceğin tıbbı için yetersizdir. Her hekimin biyoloji-biyokimya yanında biyofizik - kuantum fizik bilmesi gerekir. Şu an vücudun biyoelektriksel bir mekanizma olduğunu EKG, EEG gibi basit ölçümlerle biliyoruz. Ancak bu biyoelektriksel mekanizmaları hücre boyutunda ele almıyoruz. Yeni neslin çocuklarında görülen zihinsel sorunlardan en yaygın olanı **dikkat dağınıklığı sendromu** belki de anne karnından itibaren maruz kaldıkları bu kötü elektromanyetik alanlar sebebiyledir. Elektromanyetik alanın korunması geleceğin tıbbının baş konusu olacaktır. Şu an için kendimizi mümkün olduğunca bu alanlardan uzak tutmaya çalışmak mühimdir.

Uyku

Öncelikle uykunun amacını iyice kavrayalım. Uyku vücudun biyolojik saatini geri almak için ihtiyaç duyduğu durumdur. **Uyumak dinlenmekten öte tamir için gereklidir.** Uyku sırasında bilincimiz günlük hayattan farklıdır. Beynin bunu böyle yaparken bir amacı vardır. Uyku sırasında gündüz aktifken olandan farklı dalga boylarında beyin dalgalarımız olur. Uyku laboratuvarlarında rahatlıkla ölçülebilen bu farklı beyin dalgaları uykuya özeldir. Ayrıntıya girmeyerek bu dalga boylarındaki amacın vücuda 'rahatla' sinyalini vermek olduğunu söyleyebiliriz.

Parasempatik sistemin aktif olduğu uyku durumunda amaç tüm hücreler arasındaki iletişim ve tamirin artmasıdır. Uyku bunun için şarttır. Hiç kanepeden kalkmadan, hiç fiziksel olarak yorulmadan geçirdiğimiz günün gecesinde bile uyumak isteriz.

Fiziksel olarak yorulduğumuz için uyumayız, vücudu bir tür 'reset' moduna getirmek için uyuruz.

Biyolojik saatimiz **bioritim** olarak adlandırılır. Bioritim ışığa duyarlıdır. Yine ışıktan, güneş ışığından bahsediyoruz, evet. Güneş ışıkları tüm doğanın ritmini belirler. Hayvanların üremesinden, bitkilerin çiçeklerine kadar her şey bu ritme tabidir. Kaçış yoktur. Bizim için de kaçış yoktur. Endokrin sistemimizdeki pek çok hormon bu ritme uygun zamanlarda salınır. Tavuk çiftliklerinde tavukların daha çok yumurtlamaları için onlara 24 saat ışık verilir. Tavukların endokrin sistemleri ışıkla zorlanarak tavuklar devamlı yumurtlatılır. Bu ışık ile endokrin sistem arasındaki ilişkiyi gösteren basit bir örnektir.

Biz de gece ışık altında uyanık kaldığımızda kendi endokrin sistemimizi bozarız. Geceleri endokrin sistemimiz hormonlar üretmeye devam etmelidir.

Uyku hormonu olan melatoninin üretiminin başladığı saat 23 civarında ışığa maruz kalırsak (lambalar, cep telefonları, televizyon v.b.) hormonun salgılanması engellenecektir.

Karanlıkta salgılanan melatonin ışık nedeniyle engellendiğinde o geceki uyku verimliliğimiz gider.

Uykunun asıl amacından uzaklaşırız.

Tamir sistemimiz çalışmaz.

Melatoninin ardından gelen en mühim hormonumuz ise büyüme hormonudur. Eğer doğru zamanda uykuya yatmışsak salgılanan büyüme hormonu sayesinde genç bir sisteme sahip olmaya başlarız. **Büyüme hormonu sadece büyümekle ilgili değildir. Onarmak ile de ilgilidir.**

Gece yemek yemek veya alkol kullanmak uykunun kalitesini bozacaktır. Uyku hipoglisemisi denen durum sizi gecenin bir yarısında uykunuzdan uyandıracaktır. Alkol veya karbonhidrat ağırlıklı geç akşam yemeklerinin bedeli uykunun bölünerek kalitesizleşmesidir. **Çözüm erken yenen akşam yemeği ve elbette alkali besinlerin tüketilmesindedir.**

Kaslar yeterince gevşeyemediğinde de uykudan alınan dinlenme hissi azalır. Fibromiyalji, kramplar, huzursuz bacak sendromu vb. aslında vücuttaki kaslarda laktik asit olduğunu, yani ucuz B planı enerji kullanmak zorunda kalındığını gösterir. Hem kötü karbonhidratlı-şekerli beslenme, hem oksijen azlığı yaratan durumlar mitokondrideki enerji üretimini azaltır. Oksijen azaltan durumlara uyku apnesi, burundaki deviasyon, burnu tıkayan alerjik reaksiyonlar da eklenebilir.

Yorgun uyanmak, sayılan tüm bu sebeplerden ötürü çok yaygındır. **Dinlenmiş uyanmıyorsanız mitokondrileriniz gece boyu tamir için yeterli enerji üretemediğindendir.** *"Gece boyu iyi enerji için ne yapalım, besinlerle bu sağlanabilir mi?"* derseniz öncelikle her zaman geçerli kural, gece açlığının gece yemekten daha doğru bir tercih olduğudur. **Gece açlığı sağlıklı uykuyu geri kazanmak için en kestirme yoldur.**

√ *Aç yatın!*

Gece açlığında iki şey olur. Bunlardan ilki **otofaji**'dir. Faj yemek demektir. Otofaj kendi kendini yemek anlamına gelir, yani oto-yamyamlıktır. Ama bu iyi bir şeydir. Hücrelerin sitoplazmalarında **lizozom** adı verilen organeller vardır. Hücrenin kendi çöpünü temizleyen antioksidan sistemleri, çöpleri henüz proton aşamasındayken yakalayıp temizlerken lizozomlar, antioksidan sistemlerin temizleyemeyeceği, zaten hasarlanmış hücrelerin artıklarını yiyerek yok ederler.

Normalde bu yeme işi bakteri, virüs gibi yabancı maddelere karşı da olur. Çünkü onlar zararlıdır. Eskiyip yeterince çalışmayan hücre kısımları da parçalanarak aynı enzimlerce eritilir ve yok edilir. **Özetle otofaji hasarlı hücre kısımlarının enzimlerle eritilip yok edilmesidir.**

Mesela dövme yaptırdıysanız zamanla solacaktır. Solmanın sebebi vücudun temizlik sisteminin dövmeyi temizlemeye çalışmasındandır. Bu örnekte görüldüğü üzere vücut hem dışarıdan gelen virüsleri, bakterileri, dövmeleri hem de vücut içinde istenmeyen kısımları 'yiyerek' temizler.

Otofaji sistemin doğru çalışması tüm hastalıklardan koruyucudur. Otofaji kanserde de koruyucudur. Enfeksiyonda da koruyucudur. Beynin dejenere olmasını engellemede de koruyucudur. Örneğin Alzheimer'da beyinde oluşan plaklar otofaji ile vücut tarafından temizlenmek istenir. Bu sistemi aktive eden ilaçlar geliştirilmektedir.

Bizim için otofaji ile eskiyi atıp yenilemeyi ucuz yoldan yapmanın yolu açlıktan geçer. **Intermittent fasting** yani aralıklı açlık veya akşam yemeğinin iptal edilmesinin anlamına gelen **dinner cancelling** örnek olabilecek açlık yöntemleridir. Otofajiyi arttıran bir diğer yöntem orta dereceli egzersizden geçer. İyi yağ ve bitkiler açısından yoğun, sıfır karbonhidratlı ve minimum proteinli ketojenik beslenme de otofajiye destektir.

Uykunun amaçlarından biri otofajiye fırsat verecek açlık zamanını vücut için sağlamaktır. Çünkü gece boyunca bir tür **ketozis** olur. Yani gece sadece yağ yakarız, çünkü açız. Bu durumda hücre yenilenmesi artar.

Antiaging çalışmalarında hayatı en çok uzattığı ispat edilen yollardan biri 'az yeme modeli' yaklaşımıdır. Az yendiğinde vücutta **SİRT genleri** denen **'uzun yaşam genleri'** aktive olur. Bana göre burada 'az' yemekten öte **'ne'** yendiği mühimdir. Çünkü SİRT genlerini az yeme modeli gibi aktive eden besinler vardır. **Uzun yaşam genini aktive eden besinlerin başında mor sebze ve meyveler olduğunu belirtelim**.

Akşam açlığı sadece hücresel düzeyde değil, kan testlerinde de göreceğimiz düzelmeleri sağlar. **Tek yapmamız gereken akşam yemeğini saat 17 gibi erken bir saate almaktır.** İnsülin rezistansı, karaciğer yağlanması, kilo sorunları, enflamasyon ile ilerleyen hastalıklar veya pek çok başka sorun bu yöntemle hızla iyileşme yönünde ilerleyebilir. Akşam açlığı ile psikolojik düzelme bile söz konusudur. Zira kötü karbonhidratlı bir akşam yemeğinin ardından gelen, gecenin bir yarısı uykudan uyandıran **uyku hipoglisemisi** açlıkta olmadığı için daha iyi bir uyku sağlanır. İyi uyku ertesi gün iyi bir ruh hali getirir.

Açlıkta **dopamin reseptörleri** aktive olur. Dopamin hayat coşkusu veren, zevk duygusu ile ilgili bir hormondur. Açlıkta dopamin reseptörleri hassaslaştığından sonrasında yediğimiz öğünden daha çok zevk alırız. Zaten acıkmışken ilk lokmanın tadı başkadır. İşte bunu yapan hassaslaşmış dopamin reseptörleridir. Dopaminin iştahla ilgili olmadığını zevkle ilgili olduğunu tekrar belirtelim. Aksine dopamin kolay tatmin olmayı sağlar ve iştahı keser. Dopamin yeterince yüksek ise acıkma duygumuz azalır. **Aşk dopamin yükselten bir duygudur. Aşıkken acıkmayız.**

BÖLÜM 7:

VÜCUDU DESTEKLEME YÖNTEMLERİ

Detoks: Toksin Atımını Destekleme

Doğru besinleri tüketmek kadar metabolizma artığı olan toksinleri atma yeteneği de kişinin sağlığı ile ilgilidir. Besinlerin ideal seçiminde bile atılması gereken artıklar olduğunu biliyoruz. Normal metabolizma artıklarının üstüne bir de çevreden aldıklarımız ekleniyor; ağır metaller, egzoz, sigara gibi havayı kirleten maddeler, her türlü yiyecek ve kozmetikteki kimyasallar, koruyucular, plastikler, ilaçlar, mikrobik maddeler, alkol... Bu listeyi çok uzatabiliriz. **Tüm bunların vücuttan atılması gerekmektedir.**

Detoks organlarımızın en önemlisi karaciğerdir. Karaciğer kanın süzülmesi, safranın oluşturulması ve Evre-1 ile Evre-2 detoks sistemleri aracılığıyla **detoksifikasyon** yapar. Karaciğer dakikada iki litre kanı süzer. Kandaki tüm metabolik işlemler sonucunda oluşan, günlük atılması gereken, vücudun doğal artıklarını karaciğer temizler. Buna ek olarak, besinlerle aldığımız, kana geçen yiyeceklerdeki kimyasalları, koruyucu maddeleri, pestisitleri temizler. Bağırsak sızdırmazlığı bozulmuş ise bağırsaktan içeri geçen bakteriler ve toksinler, bağışıklık sistemine yük olan antijen ve antikor komplekslerini meydana getirirler. Karaciğer bunları da temizler.

Karaciğer, Evre-1 ve Evre-2 detoksifikasyon aşamalarını kullanarak toksinleri nontoksik hale getirip vücuttan atar. Yağda eriyen toksinler atılabilmeleri için suda erir hale getirilmelidir. Karaciğerin yaptığı budur. Toksinler suda erir hale gelince ya safrayla bağırsaktan dışkı olarak ya da böbrekten idrar halinde atılırlar.

Karaciğer günde yaklaşık bir litre safra yapar. Safra yapımı, karaciğerde detoks edilmiş pek çok zehirli maddenin etkin bir şekilde vücuttan atılması için gereklidir. Safra ile atılımın tam olması için safradaki toksinler bağırsağa döküldüğünde bunları tutacak besin liflerinin bağırsakta bulunması gerekir. **Ayrıca kabız olunmaması gerekir ki safra toksinleri geri emilmesin.**

Şimdi gelin karaciğer detoksunun evrelerine bakalım. Öncelikle Evre-1 gelir. Evre-1'deki problem bu maddelerin daha sonra Evre-2'ye temizlik için gönderilmesinin zorunluluğudur. **Bu iki evre birbirinin işini tamamlar.** Ama karaciğerde ikinci evre detoks iyi çalışmıyorsa bu iki evre arasındaki ara metabolitler oluşur ve maalesef bunlar orijinal maddelerden çok daha tehlikelidir.

Karaciğerdeki ilk evrede ilaçlar ve kimyasalların yanında vücutta gereğinden fazla olan hormonlar da detoksifiye edilir. Mesela, alerjik reaksiyonların sebebi olan histamin, fibrokistleri arttıran östrojen, stresle ortaya çıkan kortizol, prostat kanserini tetikleyen testosteron hormonu gibi. Bu hormonların günlük gereksinimden fazla olan kısımları detoks edilir.

Evre-1 detoksu sağlayan **sitokrom P450** denen bir sistemdir. Elli ila yüz arası sayıda enzimin her biri farklı bir kimyasal maddeyi detoks eder. Evre-1'de detoks sistemi bazı kimselerde genetik olarak yavaştır. Bunun anlamanın en basit yolu kişinin kahveyi nasıl detoks ettiğine bakmaktır.

√ *Kahvenin uykuyu kaçırması belirtisi, kahvenin kandan ve karaciğerden geç temizlendiği konusunda ufak bir göstergedir!*

Evre-1'den Evre-2'ye geçişte oluşan tehlikeli ara metabolitler aslında **serbest radikallerdir.** Karaciğerde serbest radikallere engel olarak antioksidan maddeler yeterince yoksa bu durum karaciğere zarar verir. En önemli antioksidan olan **glutatyon**, bunun için karaciğerde mevcuttur.

Ancak Evre-1'de çok toksin varsa ve Evre-2 yavaş çalışıyorsa oluşan serbest radikalleri temizleyen glutatyon bitecektir. Oysa Evre-2'de de temizlik için yine glutatyon lazımdır. Bazı kişilerde de Evre-2 yavaştır. Sonuçta yine zehirli ara ürünler ortada kalır. Evre-2 karaciğer temizliğinde **'metillenme, sülfürlenme, asitlenme'** isimli kimyasal detoks yöntemleri kullanılır.

Basitçe karaciğer detoks evrelerini desteklemek için şu besinler ve destekler arttırılmalıdır;

√ Sülfür içeren besinler

Karaciğerin kullandığı detoksifikasyon yöntemlerinden birisi sülfürlenmedir. Karaciğer bazı toksinleri sülfürleyerek zararsız hale getirir. Bu grup içerdikleri sülfür nedeniyle detoksifikasyonda özel bir öneme sahiptir. Sülfür, en önemli detoksifikasyon maddesi olan glutatyonu arttırır.

- *Karalahana*
- *Brokoli*
- *Brüksel lahanası*
- *Karnabahar*
- *Sarımsak*
- *Soğan*

√ **Enginar**

İçerisindeki **silimarin** güçlü bir karaciğer desteğidir.

√ **Zerdeçal**

Karaciğer mitokondrilerini korur. Mitokondriler için güçlü bir antioksidandır. Enflamasyonu azaltır. Besin olarak alınabilecek en etkili antitümör ajanlarındandır.

√ **Yeşil çay**

Yüksek antioksidandır.

√ **Vitamin destekleri**

- Vitamin B grubu. Özellikle B6, B12 ve folik asit
- Vitamin C. Glutatyonun tekrar tekrar kullanılabilmesine yardım eden bir antioksidandır.
- Vitamin D
- DİM ve İ3C (diindol metan ve indol 3 karbinol). Bunlar benzer maddelerdir. Bir tür brokoli içeriğidirler. Özellikle meme kanserinden korunmada önemlidir. Fazla östrojen hormonunun detoksifikasyonunu yaparlar.

√ **Selenyum**

Glutatyonun detoks yapmasına yardım eden bir maddedir. Genel olarak Türkiye'de ve Avrupa toprağında selenyum az olduğu için, selenyum eksikliği yaygındır. Özellikle ağır metallerin temizlenmesinde faydalıdır.

√ **Metilasyon donörleri**

Metilasyon karaciğerin toksinleri detoks ederken kullandığı yöntemlerden biridir. Ülkemiz insanında genetik olarak metilasyon yavaşlığı yaygındır. Metilasyon gücünü arttırmak için şu destekler önerilir.

- SAMe (S Adenozil-L Metionin)
- N-asetil sistein (NAC)
- Metil folat
- Metil B12
- TMG (Trimetil Glisin)

Evre 2 karaciğer temizliğinde yukarıda bahsettiğimiz sülfürlenme ve metillenme dışında **asitellenme**, **glukronitlenme** isimli kimyasal detoks yöntemleri kullanılır. Fakat her şekilde her iki evreyi de destekleyen besinler az önce saydığımız bitkisel besinler ve desteklerdir.

Karaciğer dışında böbrek, bağırsaklar ve deri de diğer majör detoks sistemlerimizdir. **Bu makro sistemlerin iyi çalışması yine mitokondrilerin iyi çalışmasından geçer.** Temizlik için gereken enerji mitokondrilerden gelir. Bu organların mitokondrileri yeterli enerji üretirse detoks kolaylaşır. Yeterli enerji için doğru besinleri almak lazımdır. Doğru besinler bu kitap boyunca bahsettiğimiz besinlerin aynılarıdır.

Özetle, alkali besinlerle beslenmek, tüm çiğ sebze ve meyveler, baharatlar, iyi bitkisel yağlar, içerdikleri antioksidanlarla (elektronlarla) detoksifikasyonu desteklerler.

Kısaca vücudumuzdaki detoksa nasıl yardımcı olabileceğimizi özetleyelim;

- *Çiğ bitkisel besinlerle beslenmek*
- *Bol su içmek*
- *Sauna ve sıcakta terlemek, özellikle infrared sauna*
- *Lenf masajı*
- *Trombolinde zıplamak*
- *Probiyotik besinleri arttırmak*
- *Egzersiz*
- *Kabız olmamak*
- *Topraklanmak*
- *İyi uyumak*

Ancak unutulmamalıdır ki vücutta her ne işlem yapılırsa yapılsın -buna toksinlerin atılması da dahil- her şey mitokondri içinde başlar. O halde vücuttaki tüm metabolizma işlerine enerji sağlanması için mitokondrilerimizi desteklediğimiz kadar toksin atılımı için de desteklemeliyiz.

BÖLÜM 8:

CANINI SEVEN MİTOKONDRİSİNİ KORUR

Mitokondrileri Şarj Etmek

Canlılık için enerjiye muhtacız. Enerji için neyse ki milyarlarca pilimiz var. Bu mitokondri bataryaları bizi sürekli şarjda tutuyor. Mitokondriler bizi şarj ederken biz onların şarjını nasıl arttırabiliriz bir bakalım.

Oksijen bir numaralı ihtiyaçtır!

Nefes almak zorunda olan canlılar olarak oksijeni mitokondriye iletmeyi arttırmalıyız. Nefes alma kapasitesinin artması için elbette akciğer sağlığı mühimdir. Alerji sebepli hastalıklar, psikolojik nefes tutmalar, burun problemleri, apne, uyku problemleri, sigara kullanımı gibi majör oksijen azaltan etkenleri düşünüp bunları düzeltmeyi size bırakıyorum.

Peki, mikro düzeyde doğru ve yeterince nefes alsak bile oksijenin hedef yerine ulaşımını nasıl arttırabiliriz? Nefes akciğerden vücuda girince kan ve kanın içindeki eritrositlerle taşınır. **Demek ki öncelikle kan damarlarının iyi olması gerekir.** Plaklar ile daralmış olmaması, damar sertliği ile hacimlerinin azalmaması gerekir. **Kanın akışkanlığının iyi olması**, uç organ hücrelerine ve onların mitokondrilerine oksijeni iletebilmesi için şarttır.

Akışkanlığı azaltan durumlardan olan kan şekeri yüksekliği düzeltilmelidir. Çünkü şekerin yüksek olduğu durumlarda eritrositlerdeki hemoglobinin oksijen taşıma kapasitesi düşer. Diyabette iyileşmeyen yaralar, katarakt ve böbrek rahatsızlığına kadar pek çok şikayetin, şekerin diğer zararları kadar, şekerli kanın oksijen taşımamasına da bağlı olduğunu düşünmeliyiz. **Diyabet mikro düzeyde bir tür boğulmadır.**

Kanın ideal pH'ının 7.35-7.45 arasında olduğunu biliyoruz. Bu durum değişmez. Ancak kendi içinde 0,1 oynayarak azalan pH, kanın oksijen taşıma kapasitesini %30 azaltır. **Yani ideal beslenme ve yaşam şeklinde kalırsak, kötü yaşam seçmiş kişilere göre üçte bir daha fazla nefes alırız, bunun tam tersi de geçerlidir.**

Sadece kan değil tüm vücut aslında bir sıvı havuzudur. Gerçekte bir akvaryumda yaşıyoruz diyebiliriz. Tüm hücrelerimiz sıvı ile doludur. İçindeki mitokondriler de sıvıyla doludur. Tüm bu sıvılarda ideal bir pH dengesi vardır. Mitokondri matriksi pH 8-8,5 ile hücrenin en alkali yeridir. Çünkü enerji üretiminin yapıldığı elektron transport zinciri buradadır.

Elektron transport zincirinin diğer adı zaten **solunum zinciri**dir. Yani solumakla gelen oksijenin kullanıldığı yerdir burası. Solunum zincirindeki pH yüksek alkali kaldıysa tıpkı alkali kanda olduğu gibi buranın oksijenle buluşma oranı artar. Beslenmeden elde edecek asıl büyük enerji ganimeti, bu elektron transport zincirinde olur. Peki, burayı nasıl alkali tutabiliriz?

Hatırlayın; alkali olmak için eksi (-) yükün fazlalılığını sağlamak gerekir. Mitokondri matriksi normalde vücuttaki en çok (-) yüklü ve en az artı (+) yüklü yerdir. Çünkü artı (+) yükü oluşturan protonlar elektron transport zincirinden gelen enerji ile buranın dışına pompalanır. Bu pompa için enerji, besinlerin elektronlarından gelir.

- √ ***O halde bol elektronlu beslenmek eşittir bol oksijen kullanabilmek sonucuna varırız.***
- √ ***Bitki yedikçe aslında oksijen yeriz.***
- √ ***Bitki yemek nefes almaktır.***

Kanın oksijen taşımasını arttırmak için eritrositlerin sayısının da yeterli olması gerekir. **Anemilerde yeterince eritrosit olmadığı için yeterli oksijenimiz olmaz.** Oksijenli enerji üretimi azalır ve yorgun hissederiz. En sık rastlanan anemiler folik asit, B12 ve demir eksikliği anemisidir. Bu tip durumlarda B12, folat ve demir destekleri hekime danışılarak kullanılmalıdır.

Kanın damarlar içinde akışkanlığını arttırmak için Omega 3 destekleri faydalıdır. Omega 3 yağları zaten eritrosit hücre zarı üzerinde olan yağlardır. Eksiklikleri, eritrositlerin hücre zarlarının üstündeki voltajını değiştirir. Normalde birbirlerini iten eritrositler voltaj değişince birbirlerini çekip bir araya gelirler. Kümelenirlerse kanın akışkanlığı azalır.

Gingko biloba içerikli destekler kullanmak da hücrelere taşınan oksijeni arttırır. Bu yüzden gingko içerikli destekler hafıza ve beyin problemlerinde kullanılır.

Tansiyon düşüklüğü de bir problem olarak ele alınmalıdır. 12-8 yerine 8-5 gibi oldukça düşük değerler kadınlarda yaygındır. Düşük tansiyonun manası kalbin kan pompalarken zorlanmadığı, kalbin önündeki damarların yumuşak olduğudur. Bu yumuşaklık damardaki kollajenin yapısı ile ilgilidir. Cildi de esnek tutan kadınlık hormonu östrojenin bir avantajıdır. **Ancak kalbin pompalamasındaki bu düşük basınç kanın en ücra yerlere yeterince götürülmemesine sebep olabilir.** Ayağa kalkarken ani göz kararmaları, baş dönmeleri, el-ayak gibi uç organların soğuk ve soluk renkli olmaları, soğukta kolay morarmaları düşük tansiyonla alakalı olabilecek belirtilerdir. **Kanın gidemediği yere oksijen de gidemez.**

SOLE (deniz tuzu ve suyla yapılan bir karışım) yapmak ve günlük olarak kullanmak tansiyonu bir birim yukarıya çıkararak bu şikayetlerin azalmasını sağlayabilir. Tuz kullanımı, içindeki elektrolitlere ihtiyacımız olduğu için de önemlidir. İçinde hiç mineral olmayan bir sıvının elektrik üretkenliği düşüktür. Oysa tuz gibi mineraller elektrik iletkenliğini de arttırır.

Kanın tüm vücuda yayılabilmesinde egzersiz de önemlidir. Düşük tempolu bir egzersiz kan basıncına olumlu etki yapar. Kanın ve oksijenin her yere yayılmasını sağlar. Sporun amacı budur.

Ayrıca oksijen ile enerji elde etmek için yağlar şekerlerden daha yüksek enerji kaynaklarıdır. Yağların yakılabildiği tek yerin mitokondri olduğunu bildiğimize göre kilo verebilmenin yani kendi yağlarımızı yakıt olarak kullanabilmenin yolu da sağlıklı mitokondriden ve oraya yeterince oksijenin ulaşılabilmesinden geçer.

Mitokondri Tamiri İçin Dışarıdan Destekler

Mitokondrilerimizin fonksiyonlarını arttırmak için içerideki biyokimyasal olayların enzim ve kofaktörleri olan maddeleri de dışarıdan destek olarak alabiliriz. Gelin bunlara da yakından bakalım.

CoQ10 (Koenzim Q10)

Mitokondri desteklerinin başında gelir. CoQ10 genelde kalp hastalıkları için önerilmesiyle bilinir. Çünkü kalpte enerji ihtiyacı dolayısıyla da mitokondri çoktur. CoQ10 kalbin enerjisini arttırmayı sağlar. Kalp, kas, beyin üçlüsü yüksek enerji ihtiyaçları için yağları kullanmayı severler. Özellikle de orta ve kısa zincirli yağları tercih ederler. Yağ yakımı söz konusu olduğunda mitokondri devreye gireceği için yüksek enerjiye ihtiyaç olan organlarda mitokondriler CoQ10 desteğini daha çok kullanırlar.

CoQ10, ETS zincirinin bir maddesidir. Elektronları ETS sisteminde bir bölgeden başka bir bölgeye taşıyandır. CoQ10 bu sistemde elektron taşıyıcı olduğu için yeterli enerjiyi yaratarak protonları ortamdan uzaklaştırır. **Yani CoQ10 mitokondriyi koruyan bir**

tür antioksidandır. Vücutta sentezlenir ama besinlerde de bulunur. Yağda eriyen bir maddedir. O yüzden de zarlar üstünde yer alır.

- ***Soya***
- ***Soya fasulyesi***
- ***Balık***
- ***Fındık***
- ***Brokoli***
- ***Portakal***
- ***Yumurta***
- ***Ciğer***
- ***Karnabahar***
- ***Tavuk***
- ***Tatlı patates***
- ***Tereyağı***
- ***Avokado***
- ***Elma***
- ***Karabiber***
- ***Zeytinyağı***

CoQ10'nun alınabileceği beslenme destekleridir.

PQQ (Pyrroloquinoline quinone)

CoQ10 gibi bir maddedir. Mitokondri içinin antioksidanı olarak bilinir. Mitokondrideki enerjiyi ve mitokondrinin kendini tamir etmesini arttırır. **En yüksek kaynağı siyah çikolata ve işlenmemiş kakaodur.**

L-Karnitin

Sitoplazmadan mitokondriye uzun zincirli yağların taşınmasını sağlar ve bu sayede yağlardan daha çok enerji elde edilir. L-Karnitin olmadan uzun zincirli yağlar yakılamaz ama kısa ve orta zincirliler yakılabilir. **Asetil L-Karnitin** olan versiyonu daha etkilidir. **Kuzu eti natürel L-Karnitin bakımından zengin bir gıdadır. Bununla birlikte balık, kümes hayvanları, kuşkonmaz, avokado ve buğday L-Karnitin içeren besinler arasındadır.**

D-Riboz

Mitokondride enerjiye dönüşen en hızlı şeker türüdür. Sporcu performansı arttırmada, kalp yetersizliği, kas güçsüzlüğü, fibromiyalji ve bazı anemi türlerinde kullanılır.

Selenyum

Mitokondri içindeki antioksidan sistemlerin kofaktörüdür. Aynı zamanda mitokondri içi ağır metalleri de tutar. Glutatyonu arttırır. Troid hormonlarını dengeler.

Alfa lipoik asit

Hem yağda hem sıvıda eriyen bir antioksidandır. Mitokondri zarında (yağ) ve hücre sitoplazmasında (su) antioksidandır. Diğer antioksidanların (vitamin E, vitamin C) tekrar tekrar kullanılmasını sağlar. **R-alfa lipoik asit** versiyonu daha etkilidir.

Diğer oral destekler

Diğer vitamin destekleri de mitokondri sağlığı için önerilebilir:

- Glutatyon öncülleri: (NAC, SAMe, Sistein, Metil B12, Metil folat)
- Magnezyum
- B1 vitamini
- B6
- Omega 3 dışında mitokondri zarını destekleyen maddeler:
  - *Fosfatidilserin*
  - *Fosfatidilkolin*
  - Kardiolipin
- Mitokondriye giden oksijeni artıran: Ginkgo biloba.
- Resveratrol, polifenol, piknogenol, silimarin gibi bitkisel konsantre antioksidanları içeren destekler.

Bu oral desteklerin dışında en ileri seviye destek sağlayan, mitokondriler için hazırlanmış özel antioksidan vitaminlerin bir arada olduğu damar içinden verilen mitokondri kokteylleri de mevcuttur.

BÖLÜM 9:

KUANTUM CANLILIK

Kuantum Haberleşme

Vücutta tüm hücreler arasında çok hızlı bir haberleşme ağı vardır. Bu haberleşme kuantum fiziği kanunlarına uyan türden elektronlar, fotonlar ve elektromanyetik alanlar üzerinden olur.

Kuantum fiziği yeni ve karmaşık geldiyse normal fizik ile bu haberleşmeyi anlamaya devam edebiliriz. Elektriksel canlılar olduğumuzu biliyoruz. EEG, EKG gibi yöntemler elektriksel bir ileti ağına sahip olduğumuzu gösteriyor. Peki, bu nasıl oluyor?

Yine tahmin edeceğiniz üzere elektronlar devrede. Elektronların bir iletken üzerinde yoğun olduğu yerden az olduğu yere doğru akışına **doğrusal elektrik akımı (DC)** denir. Elektron transport zincirinden elektron çıkışı bu şekildedir. Burada bir DC akımı oluşur. Tüm vücuttaki elektrik akımı DC'dir. Evlerimizde kullandığımız elektrikli akıma ise **alternatif akım (AC)** adı verilir.

Artık biliyoruz ki elektronlar çok ise veya onların akımını sağlayan iletkenin yapısı sağlamsa elektrik voltajı idealdir. Elektronlar mitokondri iç zarında akar. Yani iletken olan buradaki zardır.

İletkenlik bu zarların üzerindeki yağlarla sağlanır. Zarın ne kadar önemli olduğunu da biliyoruz. **Zar kötüyse enerji azalır. Enerji yoksa iş yoktur, sistem çalışmaz hale gelir.** Zarlardaki yağlar serbest radikal hasarına uğrarsa oksitlenir, **lipit peroksidasyonu** denen serbest radikal hasarı olur.

Lipit peroksidasyonu her hastalıkta mevcut olmakla beraber daha çok kalp damar hastalıklarında incelenir. LDL'nin (kötü kolesterol) okside olması, kalp damar hastalıklarının temelini oluşturur. **LDL'nin okside olması demek, LDLnin serbest radikallerin saldırısına uğraması demektir.** Damar hattında antioksidan korumasının az olduğunun göstergesidir. **Kalp ve damar hastalıklarında derhal antioksidan yani elektron içeren beslenme kaynakları arttırılmalıdır.**

Zarların elektrik iletkenliğinin, dolayısıyla da üzerindeki voltajın azalması hücreler arası haberleşmeyi de azaltır. Oysa tüm hücreler birbirleri ile elektrik hızından daha hızlı ve anında haberleşirler. **Bu haberleşme hızının yavaşlaması en basitinden yavaşlamış refleksler veya bir şeyi daha geç hatırlamak olarak kendini gösterebilir.**

Mikro düzeyde bu haberleşme hızı çok mühimdir. Hücre zarı üzerindeki elektriksel ortam bir **elektromanyetik alan (EMF)** yaratır. İşte hücreler kendi aralarında asıl bu EMF ile haberleşirler. Dahası hücrelerin yaydığı EMF, vücutta elektrik enerjisinin çok olduğu yerlerde daha fazladır. En çok enerjiyi ve en çok oksijeni, en çok mitokondri sahibi olan kalp ve beyin kullandığına göre en çok EMF buralardadır. Bu geniş EMF alanı vücut dışındaki diğer EMF alanları ile etkileşebilir.

Dünyanın EMF alanı canlılarla ve bizimle uyumludur. Örneğin kuşlar bu EMF ile yön bulurlar. Ancak teknolojik aletlerin yarattığı EMF alanı canlılarla uyumlu değildir. Cep telefonu, bilgisayar, televizyonlar, AVM'ler, Wi-Fi, saç kurutma makinesi gibi elektrikli aletlerin yaydığı elektromanyetik alan bizim EMF'mizin tersi yöndedir ve EMF'mizi yani iletkenliğimizi kötü etkiler.

İnsanların bile kendi aralarında farklı EMF'leri vardır. Sizi seven biri ile kucaklaştığınızda onun EMF alanı sizinki ile karışır. **Aslında bazı insanlar size iyi hissettiriyorsa onların EMF'lerinin yaptığı etki yüzündendir.** Elektronu bol bir insana sarıldığınızda sizde az elektron varsa ondan elektron alırsınız. Bebeklere, hayvanlara, ağaçlara sarılmak bu yüzden iyi hissettirir.

Kuantum Beyin

Uzun süre tıpta kolesterol konusu, damarlara dair araştırmalar ve kalp, böbrek, karaciğer vb. organların sağlığı öncelikli oldu. Çünkü bu organlara ait hastalıklar ve semptomlar beynin zamanla eskimesinin verdiği semptomlardan daha hızlı ortaya çıktı.

Oysa şimdi en değerli varlığımızın beyin, daha doğrusu beynimizin içindeki mitokondriler olduğunu biliyoruz.

Zekamız, yeteneklerimiz, hafızamız hatta duygularımız ve olayları algılayış şeklimiz bile beyin hücrelerimizin sağlığı ile ilgilidir. Belli bir beyin fonksiyon kapasitesi ile dünyaya geldiğimizi ve bunun arttırılamayacağını söyleyen varsayım eski ve yanlıştır. Yeni bilgi beynin değişen, gelişen, kendini yeni şekillerde de yapılandırabilen bir organ olduğudur. **Beyin plastisitesi** denen bu yeniden yapılanma günümüz beyin nörolojisinin en temel konusudur.

Plastisite beyin hücrelerinin esnekliğinin arttırılarak yeni yetenekler kazandırılması ile ilgilidir. Beynin ne yapabildiği, onu nasıl beslediğimizle %100 ilişkilidir. 'Beyni beslemek' artık tam anlamıyla doğru bir ifadedir. Ayrıca beynin bir bilgisayar olduğu da kabul edilmiştir. **Sonuç olarak aslında beyin sadece biyolojik bir yapı değil bir tür kuantum biyolojik bilgisayardır.**

Beyin kuantum biyolojisi için elbette atomlarına bakmak gerekir. Beyindeki sinir hücreleri **nöron**lardır. Nöronlar birbiri ile özel alıcılar ve **nörotransmitter** denen özel kimyasallar ile haberleşir. Nöronların arasındaki ağlarda elektriksel akış gerçekleşir. Örneğin EEG ölçümü bize beyindeki elektrik akışını gösterir.

Beyindeki elektrik sinyali iletme biçimi negatif yüklü elektronların sinir hücreleri boyunca ilerlemesi ile olur. Burada elektrik miktarı beyin hücrelerinin zarının içi ve dışı arasındaki voltaj farkından oluşur. Hücre içi eksi (-) dışı artı (+) yüklüdür. Tek hücrede bu fark 1 voltun %1'i kadar voltaj farkı yaratır. Kulağa pek fazla değilmiş gibi gelse de hücre zarlarının sadece birkaç nanometre kalınlığında olduğunu unutmayalım. Yani bu fark minicik bir mesafe için geçerlidir. **Bunu metreye vurduğumuzda metre başına 1 milyon voltluk bir elektriksel fark ortaya çıkar.** Bu tıpkı arabanızın bujilerinde yakıtı tutuşturmak için gereken kıvılcım gibi bir kıvılcım yarabilecek düzeyde bir enerjidir.

Burada bilmeniz gereken beyinden vücuda iletinin olabilmesi için bu voltaj farkına daima ihtiyaç duyduğumuzdur. Doğru çalışan beyin ve sinir sisteminin hücrelerinin içi eksi (-) yüklü yani elektronları fazla, yani alkali pH'ta demektir. **Beslenme ile bunu sağlamada beyne nasıl yardım edebileceğimizi bilmek önemlidir. Maksimum beyin kapasitesini sağlamak için kitap boyu bahsettiğimiz önlemler gereklidir.**

Beynin yaşlandıkça eskimesi en geç **korteks** denen bizi evrimde üst basamağa çıkarmış beyin kabuğunda olur. Burada hafıza ve analitik düşünme yer alır. Sinir hücresi kayıpları daha çok daha alttaki ve göreceli olarak günlük yaşamda daha az aktif olan kısımlarda gerçekleşir. Fakat zamanla hafıza ve düşünme kapasitesi olan bölümlere de hasar sırası gelir.

Beyin taramaları sonucunda **gri madde** denen beyin dokusuna giden kanın 50'li yaşlarda azalmaya başladığı ve bu yüzden de yaşlı beyinlerin bilgiyi alma sürecinde enerji oluştururken daha çok zorlandıkları düşünülmektedir. Sebep yaşlanma ile mitokondri fonksiyonlarının azalması yani enerji üretiminin azalmasıdır.

Her hücrede olduğu gibi beyin hücrelerinde de mitokondriler enerji üretir. Bunun sonucunda da elbette serbest radikal hasarları birikir. **Alzheimer, Parkinson, bunama gibi beyin hastalıkları bu nedenle genellikle geç yaşlarda ortaya çıkar.** Hasta olmasak bile entelektüel kapasitemizin korunması, serbest radikalin üretiminin minimize edilmesine bağlıdır. Antioksidan yani elektron içeren beslenme önerileri her organda olduğu gibi beyinde de zararın geri dönüştürücüsüdür.

Hiçbir zaman beynimizi korumaya başlamak için geç değildir ve hiçbir zaman beynimizi korumak için henüz erken değildir!

Bu anlamda beslenme açısından yapılacak şey basittir. Artık ezbere biliyorsunuzdur; elektron içeren besinleri arttırmak!

Beyin kandaki glikozun da çoğunu kullanır. Ancak glikozun kaynağı kötü karbonhidratlar ise serbest radikal üretimi artacaktır. Kötü karbonhidrattan kastımız unlu, şekerli, zaten işlenmiş oldukları için içlerinde güneşin enerjisini, elektronları taşımayan besinlerdir. **Arpa, buğday gibi tahılların fotosentez ile güneş ışığı alıp çimlenmiş hali, bu gıdaların fabrikada işlenerek mamul yapılmış hallerine göre kat kat üstündür ve daha çok elektron içerir.**

Unutulmamalıdır ki duygusal durum ile ilgili kimyasalların çoğu beyinden salgılanır. **Serotonin, dopamin gibi isimlerle bildiğimiz duygulanım hormonlarının iyi çalışması için hücre zarı esnek ve ince olmalıdır.** Kalın olan zarlar varsa kişi doyum için daha yüksek dozda hormona ihtiyaç duyar. Serotonin (mutluluk) veya dopamin (hayat coşkusu) hormonlarının bize olumlu hissettirebilmesi için miktarlarının artması gerekir.

Bu yüzden beyin hücre zarlarının sertleşmesine sebep olan günümüzdeki yaşam şekli ve beslenme bizi mutsuz eder. Eskiden kolayca mutlu olabildiğimiz şeyler artık bizi kesmez. Kolay mutlu olan biriyseniz bilin ki beyin zarlarınız hala fena değildir.

O halde diyebiliriz ki Omega 3, balık, ceviz, badem gibi kuruyemişler, tohum yağları, baharatlar, bitkiler hepsi birer antidepresandır. Solunum problemlerini çözmek, açık havada olmak aynı şekilde antidepresandır.

Ayrıca, beyin hücrelerinin dış zarları da diğer hücreler gibi bol yağlı olmalıdır. Beyin hücrelerinin %60'ı yağdır. Zarlardaki doymamış yağ bolluğunu korursak zardaki elektronlar, zarların titreşimini arttırır ve elektrik akımını kolaylaştırır. Elektriğin aktığı her yerde bir elektromanyetik alan söz konusudur.

Beynin elektromanyetik alanı bir kuantum biyolojik durumdur. Saniye kaybı olmaksızın beyindeki tüm hücreler **anında haberleşme** ile çalışır. Buna beyindeki **uyum (coherence)** denir. Uyum arttırılabilir veya azaltılabilir. Azalması istenen bir durum değildir. Beyin fonksiyonlarını yavaşlatır.

Uyumun en çok arttığı zaman meditasyon durumudur. Meditasyon bir tür akort görevi yaparak tüm hücre zarlarının aynı telden çalmasını sağlar. Tam burada beynin en yüksek kapasite ile kullanılması mümkündür. Yaratıcılık ve konsantrasyon da benzer şekilde beyindeki uyumun arttırılması ile sağlanır.

Beyin hücreleri arası uyumun maksimum olduğu anda zihnin bir düşünceye odaklanması yeni çağ yaklaşımlarındaki **'secret'** meselesindeki sırrı da açıklar aslında. Beynin kuantum bir bilgisayar olduğunu ve holografik yapısını akılda tutalım.

Holografik beyin, beynin her hücresinin aynı anda tüm bilgilere sahip olması anlamına gelir. Biz konsantre olup beynin ön lobu olan frontal kortekste bir düşünceye yoğunlaştığımızda, o düşünceyi beyinde holografik olarak oluştururuz. **Tıpkı lazerlerin ışığı tek noktada odaklaması gibi konsantre düşünmek, düşünceyi beynin ön lobunda odaklar.** Bu konsantre halin yaratılması nöronlar arası elektrik ateşlenmesiyle olur. Mesela bir muz düşünmek isterseniz binlerce nöron aynı anda ateşlenir. Aralarından elektrik akar ve size ön lobunuzda holografik, üç boyutlu, sarı bir muz şekli çizer.

Nöronlar arasındaki bu elektrik akışı beynin etrafında bu düşünceye ait elektromanyetik bir alan yaratır. Düşüncenin yoğunluğu elektriksel ateşlenmenin gücüyle orantılı olduğu için yüksek konsantrasyon daha yüksek elektromanyetik alan yaratır. Buraya kadar anlattığım zaten tıbbidir. **Ancak kuantum fiziğinin devreye girmesiyle şunu da ekleyebiliyoruz ki; düşüncenin yarattığı elektromanyetik alan kendisiyle uyumlu diğer elektromanyetik alanları çeker.**

Bunu bir radyo istasyonundan yayın yapmak olarak kavrarsak, yaptığımız yayının frekansına uygun frekansları duyarız. İşte yeni çağ öğretilerindeki 'kuantum çekim yasası' gibi ifadeler teknik olarak bu durumu açıklamaya çalışırlar.

İyi ve güçlü elektromanyetik alanlar için, beyin içi hücreler arası uyumun yüksek olması gerektiğini görüyoruz. **Bunu sağlamak için beyin hücrelerinin ideal biyokimyasal şartlarını sağlamak bu kitabın beslenme ve yaşam önerileriyle mümkündür.**

Kuantum fiziğiyle zaman kavramı bile eskisinden farklılaşmıştır. Zamanın doğrusal olmadığını, bizim algımızla öyle olduğunu artık biliyoruz. Gelecek zamanın olaylarının tohumlarını şu andaki düşüncelerimize ait elektromanyetik alanlar ile yaratıyoruz. **O halde bu güçlü kuantum bilgisayarımızı en iyi performansta tutalım ki yaydığı elektrik ve elektromanyetik alan güçlensin.** Bu sayede '**alternatif gelecek olasılık havuzundan**' kendi düşünce elektriğimize uygun olan olaylara yaklaşalım.

O zaman toparlayalım; mutlu, sağlıklı bir beyin ve güzel bir gelecek için kuantum beslenme şarttır!

SONSÖZ

İnsanlar arasındaki yaşlanma farklılıklarını ne oluşturur?

Neden bazı insanlar diğerlerinden daha az hastalanırlar?

Neden bazılarımız enerjik iken bazılarımız
bitkin ve yorgun hisseder?

Farklı isimlerde yüzlerce hastalık tanımlanmış
iken bunların her birinin ayrı ayrı sebepleri mi vardır?

O hastalıkların olduğu organlardaki
hücreler birbirinden farklı mıdır?

Her organ hastalığı için ayrı bir hekime gidilmeli midir?

Hastalanmamak ve sağlıklı bir biçimde uzun yaşamak
için hangi organ doktoruna, kime danışılmalıdır?

√ Geleceğin tıbbı sadece hasarı
baştan engelleme üzerine olacaktır.

√ Gelecekte doktorlar hastalıkları
teşhis etmeyeceklerdir.

Dolayısıyla hastalık tedavisi diye bir şey kalmayacaktır. Tıp, biyofizik, biyomedikal, kuantum fiziği ve elektronik iç içe geçecek ve sistem hataları mikro düzeyde, moleküler düzeyde halledilecektir. Cerrahlardan çok kuantum biyologlarına ihtiyaç artacaktır.

Bunlar abartılı ifadeler değildir, yalnızca daha geniş düşünmeyi gerektirir. Biyolojik varlıklar olmayı kabul ediyorken en küçük birimimiz olan hücreyi ve içindeki organellerin biyolojisini görmezden gelmekten vazgeçmeliyiz. İnsanı ayrıcalıklı canlı türü yapan sır, işte bu hücrelerin içindeki sistemde saklıdır. Hücrelerin kendi iç işleyişleri, enerji üretimleri, birbirleri ile haberleşmeleri, hücre sistemlerinin bir bütün olarak çalışması, hücrelerin dünya, güneş ve evrenle senkronize olması tamamen kuantum biyoloji kuralları ile olur. Bunlar bize tuhaf gelen atom altı olaylardır.

Atom altı maddecikler (sadece elektron, proton değil, quarklar, takyonlar vb.) ve bunların sağlıkla ve canlılıkla ilgili etkileri hakkında bilgiler zamanla şok edici yerlere varacaktır. Biz henüz bu kitap aracılığıyla inebildiğimiz en derin nokta olan hücreler ve mitokondriler düzeyinde aydınlanmaya çalışıyoruz. **Bu kadarını anlasak bile sağlığımız ve hastalanmamız arasındaki bağlantıyı kurabiliriz.**

Gelin Şimdi Tüm Kitap Boyunca Anlattıklarımızı Bir Toparlayalım.

√ *Sebze ve meyveler çiğ olarak, kabuklarıyla, mümkünse organik halde tüketilecek.*

√ *Tohumlar -özellikle yağlı tohumlar- tüketilecek.*

√ *Kuruyemişler, kavrulmamış halde ve suda bekletilerek tüketilecek.*

√ *Baklagiller, filizlendirilerek veya haşlayarak tüketilecek.*

√ *Yağlı sebzeler, avokado, Hindistan cevizi, zeytin tüketimi arttırılacak.*

√ *Diğer iyi yağların balık, tereyağ, kril ve astaksantin olduğu hatırlanacak.*

√ *Her lokma çok çiğnenecek.*

√ *Yeterince su tüketilecek.*

√ *Oksijene ve nefes almaya dikkat edilecek.*

√ *Günlük olarak toprakla temas sağlanacak.*

√ *D vitamini için yine günlük olarak güneşle temas sağlanacak.*

√ *Uyku verimi arttırılacak.*

√ *Akşam açlığı, dinner cancelling, intermittent fasting otofajiyi desteklemek için sık sık uygulanacak.*

√ *Hafif egzersizler yapılacak. Trombolin, yoga ve yürüyüş gibi.*

√ *Hayvansal proteinler minimum oranda tüketilecek. Kilo başına bir gram yeterlidir. Balık, yumurta, hindi, organik et, lor peyniri, kemik suyu, paça çorbası, ciğer akla gelen iyi proteinlerdir.*

√ *Bağırsak sağlığı probiyotik ve lif desteği ile sağlanacak.*

Şimdi de son sözümüzü söyleyelim…

Bu kitabı sağlığınız için okumakla ilgilenmediyseniz bile istediğiniz geleceği yaratma çabanıza, beslenme ve yaşam şekliyle destek olabileceğinizi öğrenmiş olmanız yeterlidir.

Bütün güzel gelecek olasılıklarına sahip olabilmeniz dileğiyle…

Teknik ayrıntılarla dolu bu kitabı okumaya gösterdiğiniz sabır için teşekkür ederim.

Hep sizin için,

Dr. Ayşegül Çoruhlu

Ocak 2017

Bonus: Aşkın Kimyası

Şairler ve yazarlar eserlerinde aşkı anlatadursunlar, aşkın tıbbi olarak bir biyokimyası vardır. Birini arzu etmek, aşık olmak, sadakat göstermek ya da göstermemek, bunların hepsi hormonlarımızla ilgilidir.

Uzun süren aşkın sırrı nerededir, neden bazı kişilere bağlanır, bazılarından kolay vazgeçeriz?

Cevap aşk hormonu oksitosinde gizlidir.

Oksitosin, tıpkı mutluluk hormonu serotonin, heyecan aratan hormon dopamin gibi duygularımıza yön veren bir hormondur. Normalde oksitosin, anneden doğum ve süt verme ile salınan, annenin çocuğa koşulsuz bağlılığını sağlayan hormondur. Ancak aşk söz konusu olduğunda da, hem kadında hem erkekte oksitosin devreye girer. Kadınlarda orgazm sonrası ortaya çıkar. Doğa, partnere bağlılık için bu mükemmel yöntemi bulmuştur. Kadınların tek eşli olmakta daha başarılı olma sebebi burada yatar. Her orgazm sonrası oksitosin artar ve partnere bağlılık oluşur.

Erkeklerde de benzer şekilde oksitosin ortaya çıkar. Seks, sarılma, okşama gibi temaslar erkeklerde de oksitosini ortaya çıkarır. Oksitosin olduğu sürece iki taraf da birbirlerine güvenir ve sadakat göstermeye meyilli olurlar. Zaten oksitosine pek çok yayında 'aşk hormonu' tabirinin yanı sıra 'sadakat hormonu' ismiyle de rastlarsınız.

Ancak oksitosin herkeste aynı miktarda ortaya çıkmayabilir. Oksitosin azlığı erkekte memnuniyetsizlik ve **'gitme'** duygusu yaratabilir. Bu söylediğim size saçma geliyorsa şu belki ikna edici olabilir: Oksitosinin gerginlik azaltıcı ve sevgi uyandıran yanı öyle güçlüdür ki, Amerika Birleşik Devletleri'nde hapishanelerde çıkan kavgaları bastırmak için mahkumlara burundan oksitosin spreyleri sıkılması denenmiş ve başarılı bulunmuştur. Hatta Liquid Trust Hormone (sıvı güven hormonu) olarak satışı bile mevcuttur.

Şimdi, bir erkek veya kadında oksitosin azsa ne olur? Oksitosinin, yani bağlanma ve sevginin karşıtı, dopamin hormonuna bağlı ilişkiler artar. Yani heyecan aranan, zevk ve ödül sistemini çalıştıran, bir tür bağımlılıkla eşdeğer ve esasında duygusal olarak uzun sureli tahammülü zor ilişkiler tercih edilir. Dopamine dayalı ilişkilerde insan, tatlı krizine girmek, sigaraya bağımlı olmak gibi zararına rağmen kısa süreli haz peşinde koşar halde bulur kendini.

Oysa oksitosin mevcutken sadece güvenli bir aşk içinde hissetmekle kalmaz, bu hormonun diğer fiziksel iyileştirici yönlerini de bonus olarak alırız.

Çünkü oksitosin;

√ ***Bağışıklığı arttırır,***
√ ***Antienflamatuardır,***
√ ***Hücre yaşlanmasını geciktirir,***
√ ***Yara iyileşme sürecini hızlandırır,***
√ ***Alerjik reaksiyonları azaltır,***

√ ***İştahı normalize eder,***
√ ***Uykuyu derinleştirir,***
√ ***Ağrı kesicidir.***

Oksitosinin bunca faydasını mı önemsersiniz yoksa sadakat hormonu olmasını mı bilemem ancak oksitosini nasıl arttıralım derseniz yine olay sağlıklı alkali beslenmekten geçer. Şöyle ki;

1- Oksitosinin salındığı ve etki ettiği esas hücreler beyinde olduğuna göre, en önemlisi beyindeki hücrelerimizin bu hormona cevabını arttırmaktır. Ve burada tek kural beyin hücrelerinin dış zarlarını yağlamaktan geçer. Yağdan kasıt, Omega 3 yağıdır. Beyin hücre zarları ne kadar çok Omega 3 türevi yağ içerirse hormonal açıdan durum o kadar iyi olur. Krill yağı ve astaksantin de bu noktada önemlidir.

2- Beyin hücreleri için şekerin iyi olduğu bilgisi tam olarak doğru bir bilgi değildir. Beynin şekerden çok, dediğimiz gibi Omega 3 ve diğer iyi yağlara, yağlı tohumlara (çörek otu, keten tohumu) ve yağlı kuruyemişlere (badem, ceviz) ihtiyacı vardır. Bu yağlar beyin hücrelerinin oksitosin dahil her tür hormona duyarlılığını arttırır.

3- Alkali yaşamın temeli olan sebze, meyve, alkali su, baharat, tohum, balık vb. ile beslenme, iyi oksijen alma, iyi uyku, işlenmiş gıdalardan uzak durma gibi önerilerin hepsi aşkta sadakati sağlamaya yarayacak kadar uzun boylu işe yarar!

İster inanın ister inanmayın ama duygu dediğimiz şey esasında beynin içindeki hormonların yarattığı bir durumdur. Hormonlar değiştirilirse duygu değiştirilebilir. Tersi daha zordur. Hormonları düzenlemenin yolu ise tek tek hücreleri adam etmekten geçer ki bu da alkali beslenme ve alkali yaşamla mümkündür.

Sağlıklı ve Uzun Bir Yaşam İçin Örnek Tarifler

Kitap boyunca hücrelerimiz ve elbette ki mitokondrilerimiz için sağlıklı, enerji veren besinleri anlattık. Şimdi kısa bir ek bölüm olarak hücre motorlarımız olan mitokondrilerimiz için sağlıklı yakıtlara örnek tarifler verelim istedim.

Bu tarifleri şu şekilde değerlendirin:

10 günlük bir süreyle;

√ **1 kahvaltı**
√ **1 öğle yemeği**
√ **1 akşam yemeği**
√ **1 çorba**
√ **2 smoothie ve**
√ **1 sağlıklı tatlı seçin.**

Gün boyu bunları tüketin.

Kahvaltı, öğle yemeği ve öğleden sonra için de tatlı seçin.

Akşam yemeğini saat 17.00'ye koyup, sonrasına çorba ve smoothie'leri koyun.

10 günlük zevkli, lezzetli, alkali, hücre ve mitokondri besleyen bir tecrübe yaşayın.

Elbette hücre beslemekteki mantığı bildiğiniz için benzer başka tariflerle kendi menülerinizi de oluşturabilirsiniz. Bu menüler sadece fikir edinmeniz içindir. Afiyet olsun!

Smoothie Tarifleri

Smoothie tariflerini renklerine göre sınıflandırdık. Her bir smoothie için tüm malzemeleri blender'da homojen hale gelinceye kadar karıştırın.

Mor 1:

- Yarım bardak mor erik
- Yarım bardak mor üzüm
- Yarım bardak böğürtlen
- 1 muz
- 1 avuç ıspanak
- 1 bardak kefir

Mor 2:

- 1/3 bardak mor lahana
- 1 havuç
- Yarım kırmızı elma
- Küçük bir parça zencefil
- Yarım çay kaşığı tarçın
- 1 bardak alkali su

Mor 3:

- 1 bardak likapa (blueberry)
- 1.5-2 muz
- 1 bardak fındık sütü
- 2 çay kaşığı tarçın
- 2 çay kaşığı arı poleni
- 1 çay kaşığı çiğ bal

Yeşil 1:

- 1 büyük veya 2 küçük salatalık
- 1 kereviz sapı
- 1 avuç karalahana
- 1 avuç ıspanak
- 1 avuç maydanoz
- Küçük bir parça zencefil
- 1 limonun suyu
- 1 yeşil elma
- 1.5 bardak Hindistan cevizi suyu
- 2 çorba kaşığı chia / keten tohumu

Yeşil 2:

- 1 büyük veya 2 küçük salatalık
- 1 avuç marul
- 5-6 dal nane
- 1 lime suyu
- 1 bardak ananas
- 1 bardak badem sütü
- 1 çay kaşığı matcha tozu (tercihe göre)

Yeşil 3:

- 1 avuç pazı
- 1 avuç marul
- Yarım bardak brokoli
- 1.5 bardak Hindistan cevizi suyu
- 1 çay kaşığı Hindistan cevizi yağı
- 2 armut
- 1 çorba kaşığı chia

Yeşil 4 (meyvesiz):

- 1 avuç marul
- 1 sarı biber
- Yarım bardak maydanoz
- 1 havuç
- 1 büyük veya 2 küçük salatalık
- Yarım çay kaşığı chlorella / spirulina tozu (tercihe göre)

Yeşil 5 (meyvesiz):

- 1 kereviz sapı
- 1 avuç su teresi
- 1 küçük parça zencefil
- 1 büyük veya 2 küçük salatalık
- 1 lime suyu
- 1 bardak alkali su
- 1 çay kaşığı cayenne biberi
- 1 avokado
- 1 çay kaşığı buğday çimi tozu (tercihe göre)

Sarı:

- 1 portakal
- 1 havuç
- 1 sarı biber
- Küçük bir parça zerdeçal ya da tozu (1 çay kaşığı)
- 1 küçük parça zencefil
- 1 bardak kefir

Kırmızı 1:

- 1 pembe / kırmızı greyfurt
- 1 bardak frambuaz
- 1/4 bardak kuru goji berry
- 1 misket limonu suyu
- 1 bardak alkali su
- 2 çay kaşığı bal
- 5-6 dal nane

Kırmızı 2:

- 1 kereviz sapı
- 1 kapya biber
- 1 kırmızı elma
- 1 domates
- 1 büyük veya 2 küçük salatalık
- 1 bardak Hindistan cevizi suyu
- 1 çay kaşığı Hindistan cevizi yağı

Kırmızı 3:

- 1/4 pancar
- 1 büyük veya 2 küçük salatalık
- 1 kırmızı elma
- 1 küçük parça zencefil
- 1 limonun suyu
- 1 bardak alkali su
- 1 çay kaşığı tahin

Beyaz:

- 1 bardak badem sütü
- 3-4 hurma
- 1 muz
- 1 çay kaşığı tarçın
- Yarım çay kaşığı karanfil tozu
- 1 çay kaşığı toz zencefil
- 1 çay kaşığı çiğ bal

Kahverengi:

- 1 bardak kefir
- 3-4 hurma
- 6-7 adet ceviz
- Yarım bardak yulaf
- 1 çorba kaşığı raw kakao

Kahvaltı örnekleri

* Önemli not: Yemekleri pişirmek için avokado yağı, Hindistan cevizi yağı ve tereyağını öneriyoruz. Bu yağlar zeytinyağının aksine ısıya çok daha dayanıklıdır ve kimyasal yapıları değişmez.

* Önemli not: Tuz ve karabiberden kastımız Himalaya, deniz ve kaya tuzları gibi doğal yapıda tuzlardır. Karabiberi de taze çekilmiş kullanmanızı tavsiye ederim. Yemeği pişirirken tuzu her zaman en son koymamız mineralleri kaybetmemek açısından önemlidir.

1. Lor Peynirli Beyaz Omlet

- 2-3 adet yumurta beyazı
- 2 yemek kaşığı lor peyniri
- Avokado yağı/ Hindistan cevizi yağı veya tereyağı
- Bir avuç kıyılmış maydanoz
- Tuz, karabiber

2-3 adet yumurta beyazını çırpın. 2 yemek kaşığı lor peynirini ekleyin. Geniş bir tavayı 1 çay kaşığı tercih ettiğiniz yağ ile yağlayıp karışımı döküp pişirin. Üzerine tuz, karabiber ve bir avuç kıyılmış maydanozu serpin.

2. Ispanaklı Yumurta (2 kişilik)

- 250 gram ıspanak
- Yarım soğan
- 3-4 yumurta
- Avokado yağı / Hindistan cevizi yağı veya tereyağı
- Sumak, tuz, karabiber

Ispanakları yıkayıp temizleyin. İncecik doğrayın. Yarım soğanı küçük halde yemeklik doğrayın. Önce soğanı hafifçe renk alana kadar 1 çay kaşığı yağ ile yağladığınız tavada pişirin. Ardından ıspanakları katın, 5 dakika kadar pişirmeye devam edin. Kavrulmuş ıspanak üzerine kişi sayısına göre yumurta kırın. 3 dakika kadar daha pişirdikten sonra üzerine bolca sumak, tuz ve karabiber serpip servis edin.

3. Meyveli Chia Puding

Chia puding için:

- 1 bardak badem sütü
- 1 muz
- 1 çay kaşığı tarçın
- 1 çay kaşığı çiğ bal
- 1/4 bardak chia

Meyve püresi için:

- Yarım çorba kaşığı chia

- 1 avuç tercihe göre orman meyvesi (likapa, frambuaz, böğürtlen, çilek)
- 1 çay kaşığı çiğ bal

Bir blender yardımıyla muz, badem sütü, tarçın ve çiğ balı iyice karıştırın. Bu karışımı bir kaba aktarıp, tohum halindeki 1/4 bardak chia'yı ekleyin, kaşıkla karıştırın. Dolapta 15-20 dakika kadar beklettikten sonra çıkarıp tekrar bir kaşıkla karıştırın. Jelleşmiş ve kıvam kazanmış olmalı (eğer değilse bir 10 dakika daha bekleyin). Bu sırada blender'da meyveleri, 1 çay kaşığı bal ve yarım çorba kaşığı chia tohumunu homojen hale gelinceye kadar karıştırın. Badem sütlü karışımı bir bardağa aktarıp üzerine meyveli sosu koyun.

4. Menemen (2 kişilik)

- 3-4 yumurta
- 2 adet domates
- 2 adet biber
- 1 adet küçük soğan
- 1 diş sarımsak
- Tereyağı
- Tuz, pul biber

Soğanları, sarımsağı ve biberleri incecik doğrayın. Domatesleri de küçük şekilde doğrayın (dilerseniz kabuğunu çıkarabilirsiniz). Tavaya soğanları 1 çorba kaşığı kadar tereyağı ile koyup renk alana kadar kavurun. Domatesleri ve sarımsağı da ekleyip suyunu çekene kadar pişirin. En son yumurtaları ister çırpıp, ister çırpmadan tavada yuvalar açarak bütün halde ekleyin. Kısık ateşte sarısı kayısı kıvamına gelinceye kadar pişirin. Bol baharat eklemeyi unutmayın!

5. Klasik Türk Kahvaltısı

- 1-2 yumurta
- Yeşil zeytin / siyah zeytin, üzerine sızma zeytinyağı, bol kekik, kırmızıbiber
- Lor peyniri ya da şirden mayasıyla yapılmış keçi peyniri
- 1 çay kaşığı bal
- 1'er çorba kaşığı tahin + keçiboynuzu özü karışımı (Pekmezden daha az şeker içeriyor ve çok daha fazla minerale sahip. Tadı da muhteşem.)
- Yeşil biber / kapya biber
- Mevsiminde ise salatalık, pembe domates
- Çiğ ceviz, fındık, badem
- 1 bardak yeşil çay ya da beyaz çay
- Ekşi mayalı ekmek / karabuğday ekmeği

6. Avokado Tost

- 1 avokado
- 2 ince dilim ekşi mayalı ekmek
- Yarım limonun suyu
- Yarım çorba kaşığı zeytinyağı
- Yarım çay kaşığı sarımsak tozu
- 1 çorba kaşığı kıyılmış maydanoz veya kişniş
- Tuz, karabiber

Olgun avokadoyu soyup bir kaseye aktarın. Limon suyu, zeytinyağı, sarımsak tozu, tuz ve karabiberi de ekleyip bir çatal yardımıyla püre haline gelinceye kadar iyice ezin. Ekşi mayalı ekmeğin üzerine kalınca bir tabaka sürüp üzerine dilerseniz kıyılmış maydanoz veya kişniş serpebilirsiniz.

7. Sebzeli Tost

- Yarım tatlı patates
- Yarım çorba kaşığı avokado yağı
- Tuz
- Üzerine koymak için isteğe göre siyah zeytin, domates, kapya biber, salatalık, yeşil soğan, taze nane, maydanoz, lor peyniri.

Fırını 200 dereceye ayarlayın. Tatlı patatesi yıkayıp kurulayın. Fırın tepsisine yağlı kağıt serin. Patatesi incecik uzunlamasına doğrayın (bunun için bir mandolin kullanabilirsiniz). Bu uzun patates dilimlerini ekmek niyetine kullanacağız. Her iki tarafı da yağlayıp tuzlayın. 30 dakika boyunca pişirin (20 dakika sonra öteki tarafının da iyi pişmesi için çevirin). Üzerine dilediğiniz sebzeleri incecik kesip servis edin.

8. Granola + Manda yoğurdu

- 1 bardak Hindistan cevizi kurusu
- 1 bardak yulaf
- 1 bardak isteğe göre kuru meyve (günkurusu, yabanmersini, goji berry…)
- 1 bardak kıyılmış çiğ badem
- Yarım bardak susam
- Yarım bardak ayçekirdeği
- Yarım bardak kabak çekirdeği
- 2 çorba kaşığı chia
- Yarım çay kaşığı tarçın
- Yarım bardak çiğ bal ya da keçiboynuzu pekmezi
- 1 çorba kaşığı Hindistan cevizi yağı (eritilmiş)

Fırını 150 dereceye ayarlayın. Tüm malzemeleri bir kasede karıştırıp bu karışımı yağlı kağıda eşit bir şekilde yayın. 25 dakika boyunca pişirin (15 dakika sonra karıştırmanız, eşit pişmesi açısından iyi olacaktır). Ağzı sıkı kapalı bir kavanozda 1 hafta dayanır. İster badem sütüyle ister manda yoğurdu ile servis edin.

9. Meyveli Paleo Pancake

- 1 muz
- 1 yumurta
- 1 çorba kaşığı Hindistan cevizi yağı
- 1 çorba kaşığı badem unu
- 1 çay kaşığı tarçın
- Tercihe göre meyve ve çiğ bal

Muz, yumurta ve yağı bir kasede çatal yardımıyla ezip karıştırın. Badem ununu ekleyin. Yağladığınız tavada karışımdan bir-iki kaşık koyup her iki tarafı da pişirin. Meyve dilimleri ve çiğ bal ile servis edebilirsiniz.

10. Yumurtalı Muffin

- 6 yumurta
- 1 kapya biber
- 3 yeşil soğan
- 4 cherry domates veya 1 domates
- 1 avuç ıspanak
- 50 gram lor peyniri
- Tuz, karabiber, zerdeçal, kırmızı biber, sumak

Fırını 200 derecede ısıtın. Soğan, domates, biber ve ıspanakları incecik doğrayın. Yumurtaları ve baharatları da çırpıp, peynir ve sebzelerle karıştırın. Karışımı muffin kalıbına dökün. 15-18 dakika kadar pişirin.

Öğle ve akşam yemekleri

1. Karabuğday Pancar Risotto:

- 5 adet pancar
- 400 gram karabuğday
- 2 kırmızı soğan, ince doğranmış
- 3 diş sarımsak, ince doğranmış
- 1 çorba kaşığı avokado yağı
- 1 limonun suyu
- 3 bardak sebze suyu veya alkali su
- 2 çorba kaşığı taze kekik
- 1 konserve Hindistan cevizi kreması/sütü (isteğe göre)
- Tuz, karabiber
- Yarım bardak çiğ ceviz

Fırını 190 dereceye ayarlayın. Pancarları iyice yıkayıp kurulayın. İster kabuklarıyla beraber, ister kabuksuz rendeleyin. Tencereye yağı ve soğanları koyup 5 dakika boyunca hafifçe renk alıncaya kadar pişirin. Sarımsakları da ekleyip 2 dakika kadar daha pişirin. Rendelediğiniz pancarları ve kekiği de ekleyip 6-7 dakika kadar daha pişirin. Karabuğdayı iyice yıkayın ve suyla beraber tencereye aktarın. Kaynayınca, bu aşamada dilerseniz Hindistan cevizi kremasını da ekleyip, kapağını kapatıp düşük ateşte 20 dakika kadar daha tüm suyunu çekinceye kadar pişirin. Tuz, karabiber ve limon suyunu da ekleyip kıyılmış çiğ cevizle servis edin.

2. Pestolu Sebzeli Kahverengi Pirinç Makarnası

- 150 gram kahverengi pirinç makarnası
- Yarım brokoli, parçalara ayrılmış
- 3 çorba kaşığı pesto sos (tarifi aşağıda)
- 2 çorba kaşığı kıyılmış badem
- 60 gram bezelye
- 150 gram mantar, ince dilimlenmiş
- 4-5 dal taze kekik

Pesto sos için:

- 1 bardak taze fesleğen
- 1/4 bardak ıspanak
- 1/4 bardak Antep fıstığı
- Yarım çay kaşığı limon suyu
- 2 çorba kaşığı zeytinyağı
- Tuz, karabiber

Tüm malzemeleri rondodan geçirin. Kahverengi pirinci pakette yazdığı gibi pişirin (suya sadece az bir miktar tuz atmanız yeterli olacaktır). Brokolileri ve diğer sebzeleri en fazla 7-8 dakika buharda pişirin (brokolinin renginin gitmemesi önemli). Daha sonra tüm malzemeleri büyükçe bir tavaya aktarın. Düşük ateşteyken bademleri, pesto sosunu, tuzu, karabiberi ve süzdüğünüz makarnayı ekleyip tüm malzemeleri iyice karıştırın. Taze kekiği dalından ayırıp üzerine serperek servis edin.

3. Kabak Makarnası

- 2 yeşil veya sarı kabak
- 1 havuç
- 1 bardak ıspanak
- 1 yeşil soğan
- 1 avokado
- 1/4 bardak taze fesleğen
- 1 çay kaşığı zeytinyağı
- 1 çorba kaşığı limon suyu
- Tuz, karabiber
- İsteğe göre bir avuç ince kıyılmış çiğ ceviz

Yeşil kabak ve havucu yıkayıp kurulayın. Havucun kabuğunu soyduktan sonra, spiral dilimleyici mutfak aleti (spirooli) yardımıyla kabakları ve havucu makarna haline getirin. Yeşil soğan ve ıspanak dışındaki malzemeleri rondodan geçirip, bu sosu makarnaya ellerinizle yedirin. Ispanakları ve yeşil soğanı incecik kıyıp makarnayla karıştırın. Dilerseniz üzerine çiğ ceviz serperek servis edebilirsiniz.

4. Ceviz Peyniri Soslu Karabuğday Eriştesi

Ceviz peyniri için:

- 1 bardak çiğ ceviz
- 1/4 bardak su
- Yarım çay kaşığı besleyici maya (nutritional yeast)

- Yarım çay kaşığı limon suyu
- Yarım yeşil soğan
- 3 çorba kaşığı taze kekik
- Tuz, karabiber

Diğer malzemeler:

- 125 gram karabuğday eriştesi
- 1 avuç karalahana

Peynir için:

Çiğ cevizleri 2 bardak alkali suda 4 saat bekletin. Bu şekilde hem mineral hem vitamin değerleri artacak ve sindirimi, içindeki enzimlerin artması sebebiyle kolaylaşacaktır. Tüm malzemeleri iyice püre haline gelinceye kadar blender'da karıştırın.

Makarna için:

Karabuğday eriştesini pakette yazdığı gibi pişirin. Son 5 dakika kala makarnanın suyuna, önceden yıkayıp büyük parçalar halinde kıydığınız karalahanayı da ekleyin. Süzdükten sonra tencerede 4 çorba kaşığı kadar ceviz peyniri koyup iyice karıştırıp servis edin.

5. Kinoa Tabule

- 1 bardak kinoa
- 2 çorba kaşığı limon suyu
- 1 diş sarımsak
- 4 çorba kaşığı zeytinyağı
- 1 büyük veya 2 küçük salatalık

- 1 domates
- Yarım demet maydanoz
- Yarım demet nane
- 2 yeşil soğan
- Tuz, karabiber

Kinoayı biraz tuz ve 1 + 1/4 bardak su ile bir tencerede pişirin. Kaynayınca düşük ateşe ayarlayıp kapağını kapatın. Suyunu çekmesi için yaklaşık 10 dakika yeterli olacaktır. Kinoa pişerken bu sırada salatalık ve domatesi küçük küpler halinde doğrayın, maydanoz, nane ve yeşil soğanı incecik kıyın. Sarımsağı ezip, limon suyu, zeytinyağı, tuz ve karabiber ile iyice çırpın. Tüm malzemeleri bir kapta karıştırıp servis edin.

6. 'Yalancı Ton Balıklı' Salata

'Yalancı ton balığı' için:

- 1 bardak ayçekirdeği içi, 2 saat suda bekletilmiş
- 2 çorba kaşığı limon suyu
- 1 yeşil soğan, ince dilimlenmiş
- 1 kereviz sapı, ince dilimlenmiş
- 2 çorba kaşığı maydanoz, ince kıyılmış
- 1 çorba kaşığı dulse yosunu veya nori yosunu, ince kıyılmış
- Tuz, karabiber

Salata malzemeleri:

- 4-5 fındık turp
- 1 demet kuzukulağı
- 1 demet roka

- 1 avuç bebek ıspanak
- 1 sarı biber
- Yarım bardak yeşil veya siyah zeytin

Sos için:

- 2 çorba kaşığı zeytinyağı
- 2 çorba kaşığı limon
- 1 diş sarımsak, ezilmiş
- 1 çay kaşığı hardal

'Yalancı ton balığı' için malzemeleri blender'dan geçirin. Bir kaba aktarıp kenara ayırın. Salata malzemelerini yıkayıp kurulayın. Turpları ve biberi ince doğrayın. Yeşillikleri ellerinizle büyükçe parçalar halinde koparın. Sos malzemelerini küçük bir kavanoza aktarıp kapağını kapatıp iyice çalkalayın. Homojen olunca, servis etmeye yakın tüm yeşillik ve sebzeleri soslayıp üzerine kaşıkla birkaç yere yalancı ton balığından ekleyin.

7. Tatlı Patatesli Babagannuşlu Salata

Babagannuş için:

- 1 patlıcan
- 1 limonun suyu
- 1 diş sarımsak, ince kıyılmış
- 2 çorba kaşığı tahin
- 2 çorba kaşığı taze kekik
- Avokado yağı
- Tuz, karabiber

Salata için:

- 1 tatlı patates
- Yarım demet kıvırcık marul
- 1 demet tere
- 2 siyah havuç, rendelenmiş
- Yarım bardak fındık, kıyılmış

Sos için:

- 2 çorba kaşığı zeytinyağı
- 2 çorba kaşığı limon
- Tuz, karabiber

Fırını 200 dereceye ayarlayın, varsa ızgara ayarına getirin. Patlıcanları yıkayıp kurulayın. İnce dilimler halinde kesip, tuz serpin ve bir süzgece alıp fazla suyunu akıtın. 10 dakika sonra hafifçe yıkayıp iki havlu arasında nemini alın. Bu sırada tatlı patateslerin de kabuklarını soyup küçük küpler halinde kesin. Fırın tepsisine yağlı kağıt serip patlıcan dilimlerini ve tatlı patates küplerini yerleştirin. Biraz avokado yağı ve tuz serpin. 10-15 dakika her iki sebze de hafifçe kararıncaya kadar pişirin (1 veya 2 defa çevirmeniz tavsiye edilir). Fırından çıkardıktan sonra tatlı patatesleri bir kaba aktarın. Patlıcanları ise diğer babagannuş malzemeleriyle bir rondoya aktarın, homojen krema kıvamına ulaşıncaya kadar karıştırın.

Yeşillikleri yıkayıp kurulayın. Büyük parçalar halinde ellerinizle koparın. Siyah havuçları rendeleyip ekleyin. Tatlı patatesleri de ekleyip iyice karıştırın. Sos malzemelerini küçük bir kavanoza koyup kapağını kapatıp iyice çalkalayın. Servis etmeye yakın, sosu yeşillik ve sebzelerle karıştırın. En son dilediğiniz kadar babagannuşu bir kaşık yardımıyla 3-4 yere yuva halinde koyup fındıkları serperek servis edin.

8. Raw Kaju Peynirli Salata

Raw peynir için:

- 1 bardak kaju, 4 saat suda bekletilmiş
- 1/4 bardak su
- Yarım çay kaşığı besleyici maya (nutritional yeast)
- Yarım çay kaşığı limon suyu
- 2 çorba kaşığı ince kıyılmış taze adaçayı

Salata için:

- 1 bardak önceden pişmiş Beluga mercimeği
- 1 bardak çiğ ceviz
- 2 yeşil soğan
- 1 demet roka
- 1 demet maydanoz

Sos için:

- 1/4 bardak zeytinyağı
- 1/4 bardak balsamik sirke
- Tuz, karabiber

Beluga mercimeğini pişirin. Raw peynir için malzemeleri blender'dan pürüzsüz oluncaya kadar geçirip, karışımı bir kaba koyup kenara ayırın. Roka ve maydanozları yıkayıp kurutun. Yeşil soğanları ve cevizleri ince doğrayın. Salata kabına raw kaju dışında tüm malzemeleri koyup karıştırın. Sos için malzemeleri küçük bir kavanoza koyup kapağını kapatıp çalkalayın. Servis etmeye yakın salata malzemeleriyle karıştırıp en son üzerine dilediğiniz kadar kaju peynirini bir kaşık yardımıyla 3-4 farklı yere yuva halinde koyun.

9. Çilek Soslu Çilekli Salata

- 1.5 bardak çilek, ince dilimlenmiş
- 1 bardak taze bezelye, ince doğranmış
- 2 demet semizotu
- Yarım demet nane

Sos için:

- Bir avuç çilek
- 1 çorba kaşığı bal
- 2 çorba kaşığı elma sirkesi
- 2 çorba kaşığı zeytinyağı
- Tuz, karabiber

Semizotu ve naneyi yıkayıp kurutun. Ellerinizle büyükçe parçalar halinde koparıp, ince dilimlenmiş çilekler ve taze bezelyeyle beraber bir salata kabına aktarın. Sos malzemelerini blender'dan pürüzsüz oluncaya kadar geçirin. Servis etmeye yakın sosu salata malzemeleriyle karıştırın.

10. Amaranth Köfteli Salata

Amaranth köftesi için:

- 1 bardak kırmızı mercimek
- Yarım bardak amaranth
- Yarım bardak kıyılmış maydanoz
- 1 soğan, ince doğranmış
- 2 çorba kaşığı keten tohumu tozu + 3 çorba kaşığı su (veya 1 yumurta)
- Yarım bardak ekşi mayalı ekmek içi
- Avokado yağı
- Tuz, karabiber

Salata malzemeleri:

- 1 demet roka
- 1 demet lolorosso
- 1 domates, küçük doğranmış
- 2 salatalık, küçük doğranmış

Sos için:

- 2 çorba kaşığı tahin
- Yarım limonun suyu
- 1 çorba kaşığı su
- Tuz, karabiber

Köfteler için:

Keten tohumu tozu ile suyu bir kapta karıştırıp kenara ayırın, jelleşecek ve yumurta kıvamına gelecektir (Dilerseniz bunun yerine 1 yumurta da kullanabilirsiniz). Amaranth ve kırmızı mercimeği bir tencereye aktarıp üzerini biraz geçecek kadar su koyup 15 dakika kaynatın. Süzüp büyük bir kaba aktarın. Yağ dışındaki tüm malzemeleri de kaba aktarıp karıştırın. Eğer çok yumuşak ve ıslaksa daha fazla ekmek içi ekleyin. Ellerinizle şekil verebilmeniz gerekiyor. 2 çorba kaşığı kadar alıp ellerinizle köfte haline getirin. Bir tavaya biraz avokado yağı koyup her iki tarafı da azıcık rengi dönene kadar yaklaşık 2 dakika pişirin.

Salata için:

Yeşillikleri yıkayıp kurulayın. Büyük parçalar halinde ellerinizle koparıp bir salata kabına aktarın. Kesilmiş domates ve salatalıkları da ekleyip iyice karıştırın. Sos için malzemeleri bir kaba aktarıp çatalla iyice çırpın. Tahin biraz ayrışacak fakat çırptıkça pürüzsüz kıvama gelecektir. Servis etmeye yakın salatayı soslayıp üzerinde amaranth köfteleri ile servis edin.

11. Kinoa Falafel ve Tahin Sos

- Yarım bardak kinoa
- 250 gram önceden pişmiş nohut
- Yarım bardak kıyılmış maydanoz
- 2 diş sarımsak
- 1 çay kaşığı kimyon
- 3 çorba kaşığı limon suyu
- 3 çorba kaşığı zeytinyağı
- 2 çorba kaşığı tahin
- 1 çay kaşığı pul biber
- 3 yeşil soğan
- Tuz, karabiber

Sos için:

- 2 çorba kaşığı tahin
- 2 çorba kaşığı misket limonu suyu
- 1 çorba kaşığı su
- Yarım çay kaşığı sarımsak tozu

Kinoayı iyice yıkayıp süzün. Bir tencereye aktarıp üzerini geçecek kadar su koyun ve kaynadıktan sonra altını kısıp 15 dakika kadar ağzı kapalı pişirin. Fırını 200 dereceye ayarlayın. Bu sırada kinoa ve yeşil soğan dışındaki tüm falafel malzemelerini bir rondodan geçirin. Kinoa, yeşil soğan ve falafel karışımını bir kapta çatal yardımıyla karıştırın. Bu karışımdan ortalama 12 adet falafel köftesi çıkacaktır. Fırın tepsisine yağlı kağıt serip falafelleri yerleştirin. 20-25 dakika kadar arada çevirmek kaydıyla her iki tarafı kızarıncaya kadar pişirin. Sos için tüm malzemeleri bir kapta çatal yardımıyla çırpın. Falafellerin yanında servis edin.

12. Sebzeli Suşi

- 4 nori yosun kağıdı
- Karnabahar pirinci (tarifi aşağıda)
- 1 kapya biber, uzunlamasına ince çubuklar halinde dilimlenmiş
- 1 avokado, uzunlamasına ince dilimlenmiş
- 1/4 kırmızı lahana, ince rendelenmiş

Karnabahar pirinci için:

- 1 baş karnabahar, parçalara ayrılmış
- 1 çorba kaşığı pirinç sirkesi (tercihe göre)
- Avokado yağı
- Tuz, karabiber

Karnabaharı küçük kırıntılar haline gelinceye kadar rondodan geçirin. Geniş bir tavada sirkeyle birlikte hafifçe renk alıp yumuşayıncaya kadar 5-10 dakika pişirin. En son tuz ve karabiberini de atın. Bir kavanoza aktarın (Bir kısmı suşi tarifinden sonra artabilir).

Suşi için, mutfak tezgahınıza bambu suşi matı serin. Üzerine nori kağıdını koyun (Parlak kısmı aşağıya gelmeli). Yarısına kadar hafifçe kalın (yarım cm kadar) bir katman halinde size yakın olan tarafa doğru karnabahar pirincini koyun. Daha sonra pilavın üzerine 1 cm boşluk bırakarak uzunlamasına ince dilimlediğiniz kapya biber, avokado ve kırmızı lahanayı da koyun. Çok doldurmamaya özen gösterin. Bambu matını tam tur kıvırarak suşiyi sarın. Norinin boşta kalan kısmını hafifçe suyla ıslatarak tamamen ruloya yapışmasını sağlayın. Rulo halindeki suşiyi 6 eşit parçaya bölebilirsiniz. Diğer 3 nori kağıdı için de aynı işlemleri yapın. Zencefil turşusu ve wasabi ile servis edin.

13. Pazı Wrap (Her renkten sebze, filizler ve humus karışımlı)

- 2 pazı yaprağı
- Yarım bardak humus (tarifi aşağıda)
- 5 kuşkonmaz (çiğ ya da buharda pişmiş)
- 1 büyük veya 2 küçük salatalık, uzunlamasına incecik çubuklar halinde kesilmiş
- 1 havuç, rendelenmiş
- 1/4 kırmızı lahana, rendelenmiş
- Yarım avokado
- Mikro filizler

Humus için:

- 450 gram haşlanmış nohut
- 2 çorba kaşığı tahin
- 2 limonun suyu
- 2 diş sarımsak
- 2 çay kaşığı kimyon
- 5 çorba kaşığı zeytinyağı
- Tuz, karabiber

Humus için tüm malzemeleri pürüzsüz kıvam alıncaya kadar rondodan geçirin. Pazı yapraklarını yıkayıp nemini alın. Bir bıçak yardımıyla yatay şekilde damarlarından bastırın. Bu kıvırmanızı kolaylaştıracaktır. Saplarından kurtulun. Düzleştirdiğiniz pazı yapraklarını tezgaha serip üzerine 1/4 bardak kadar humusu sürün. Üzerine sebzeleri ve filizleri yerleştirin. Pazıları kıvırıp dürüm haline getirin. Ortadan ikiye kesip servis edebilirsiniz.

14. Pirinç Yufkalı Wrap

- 6 pirinç yufkası
- 1 avokado, ince dilimler halinde kesilmiş
- 2 salatalık, ince çubuk dilimler halinde kesilmiş
- 2 havuç, ince çubuk dilimler halinde kesilmiş
- 1 olgun mango, ince dilimlenmiş
- 3 yeşil soğan, ince dilimlenmiş
- 1/4 kırmızı lahana, rendelenmiş
- 6 fındık turp, ince dilimlenmiş
- 1 kıvırcık lahana, ince dilimlenmiş
- 1 bardak taze nane

Susamlı tofu için:

- 200 gram sert tofu
- 1 çay kaşığı susam yağı
- 1 çorba kaşığı tamari (glutensiz soya sosu)
- 1 çorba kaşığı susam

Sebzeleri ince dilimler halinde kesin. Tofuyu da ince dilimler halinde kesip susam yağıyla yağladığınız tavaya aktarın. Soya sosunu ekleyip 4 dakika kadar her tarafı kızarıncaya kadar pişirin. En son susamları ekleyin ve 1 dakika kadar daha pişirin. Pirinç yufkalarını su dolu derin bir tepsiye batırın ve yumuşamalarını sağlayın. Yumuşadıklarında tezgaha serin. Üzerine sebzeleri ve tofuyu eşit halde koyup dürüm haline getirin. Pirinç kağıdı yeterince yumuşadıysa çok kolay yapışacaktır. Kenarlarını da katlayıp ortaya doğru yapıştırın.

15. Karabuğdaylı Dolma

- 1 kabak
- 1 patlıcan
- 2 dolmalık biber
- 2 domates
- 1 küçük havuç
- 1 büyük soğan
- 1 bardak karabuğday
- Yarım demet maydanoz
- 1 demet taze soğan
- Yarım demet dereotu
- Yarım demet nane
- Avokado yağı
- Tuz, karabiber

2 yemek kaşığı avokado yağında küçük doğranmış kuru soğanı kavurun, rendelenmiş havuç ilave edin. O da biraz solunca, oyulmuş kabak içleri ve karabuğday ilave edip 3/4 bardak sıcak su koyarak pişirin. Karabuğday suyu çekince, sıcakken, içine ince doğranmış taze soğanlar, yeşillikler, tuz ve karabiber ilave edin. Hepsini güzelce karıştırarak son konan malzemenin de biraz solmasını bekleyin.

Karışımı önceden oyulmuş kabak, patlıcan, dolmalık biber ve domateslerin içine doldurun. Derince bir fırın tepsisine koyun. Üzerine rendelenmiş domates ve su koyun. Bu aşamada biraz tuz ilavesine ihtiyaç olabilir. 200 derece fırında önce üzerini yağlı kağıtla kapatarak, son 10 dakikası da üzeri açık pişirin. Üzeri hafif kızarınca olmuş demektir.

16. Enginarlı Pilav

- 1 bardak kahverengi pirinç
- 2 (küçükse 3) enginar
- 1 kuru soğan
- 1 demet taze soğan
- Yarım demet maydanoz
- Yarım demet nane
- Yarım demet dereotu
- 1 domates
- 1 limonun suyu
- Avokado yağı

Kahverengi pirinci, üzerini geçecek kadar sıcak su ve tuz ile ıslatın ve suyu soğuyana kadar bekletin. Kuru soğanı doğrayıp biraz yağda rengi dönene kadar pişirin. Domatesi rendeleyerek ekleyin. Enginarları 6'ya veya 8'e bölün (büyüklüğüne göre). Ne çok büyük, ne de çok küçük olmalılar. Tencereye ilave edin ve limon suyunu da koyarak biraz yumuşamalarını sağlayın. Kahverengi pirinci ekleyin, üzerini biraz geçecek kadar su ilave edin. Tencerenin ağzını kapatarak pişmeye bırakın. Bu arada taze soğanları ve yeşillikleri incecik doğrayarak pişmesine yakın tuzla beraber ilave edin. Bir-iki taşım kaynayınca yemek hazır demektir.

17. Nohutlu Rezene

- 2 demet rezene (yaprak kısımları)
- 1 kuru soğan
- 2 domates veya 1 tepeleme yemek kaşığı domates salçası
- 1 bardak önceden pişmiş nohut
- Avokado yağı
- Tuz

Tencereye koyduğunuz yağda doğranmış soğanı renk alıncaya kadar pişirin. Doğranmış veya rendelenmiş domatesi veya salçayı ilave edin. Biraz çevirdikten sonra ince doğranmış rezeneyi ilave edip diğer malzemelerle karıştırın. Yarı pişmiş nohutu da karıştırarak tuzunu ekleyin. Tencerenin kapağını kapatın ve pişmeye bırakın. Yerken biraz limon suyu kullanılması tavsiye edilir.

18. 'Kapuskamsı'

- 1/4 beyaz lahana
- 1 havuç, rendelenmiş
- 1 kırmızı biber, ortadan ikiye kesilerek çekirdekleri temizlenmiş ve ince dilimlenmiş
- 2 domates veya domates salçası
- 2 sivri biber, ince doğranmış
- 1 demet taze soğan
- 1 demet taze sarımsak, isteğe bağlı
- Yarım demet maydanoz
- Yarım demet dereotu
- Avokado yağı

Lahanayı çok ince dilimler halinde doğrayıp, büyükçe çukur bir kaba koyun. Üzerine biraz tuz ve kaynar su dökün. Su tamamen soğuyuncaya kadar solmasını bekleyin. Bu işlem, lahananın gazını gidermek için yapılır. Diğer yandan ocakta rendelenmiş havuçla ortadan uzunlamasına ikiye bölünerek çekirdeklerinden arındırılmış ve ince dilimlenmiş kırmızı ve yeşil biberleri avokado yağında çevirin. Lahanayı bir süzgece alın ve fazla suyunu hafifçe sıkarak dökün.

Suyundan arındırılmış lahanayı da tencereye havuç ve biberlerin yanına koyun. Birkaç kez birlikte yağda çevirin. Ardından doğranmış domates veya salça koyun, suyu eksikse (konulacak domatesin suyuna bağlı) yarım bardak su ekleyin. Ağzını kapatın ve pişmeye bırakın. Bu arada taze soğan ve yeşillikleri ince ince doğrayın. Pişmesine yakın taze soğan ve sarımsağı, altını kapattıktan sonra da maydanozla dereotunu ekleyin. Hepsini güzelce karıştırarak tatlarının birbirine geçmesini sağlayın.

19. Pazı Kavurma

- 1 demet pazı
- 1 büyük soğan
- 3 diş sarımsak
- 1 tepeleme kaşık biber salçası
- Yarım kupa önceden pişirilmiş börülce
- Avokado yağı
- Tuz, karabiber, kırmızıbiber, kimyon

İnce doğranmış soğanı ve sarımsağı yağda biraz kavurun. Salçayı ilave edip biraz daha kavurun, salçanın kokusu çıksın. Bir demet pazıyı ince ince doğranmış halde ilave edin. Solunca börülceleri, tuzu, karabiberi ve kırmızıbiberi ekleyip karıştırın. Pişince kimyonu ilave edip altını kapatın.

20. Pancar Makarnası

- 2 adet pancar
- 1 diş sarımsak
- 1/3 demet maydanoz
- 1/3 demet nane
- 1/3 demet dereotu
- Yarım çay bardağı zeytinyağı
- 1/3 çay bardağı elma sirkesi
- 1 tatlı kaşığı hardal
- 1 tatlı kaşığı bal
- Tuz, karabiber

Pancarların kabuklarını soyup, spiral dilimleyici mutfak aleti (spirooli) yardımıyla noodle şeklinde kesin. Zeytinyağı, tuz, karabiber, hardal, bal ve elma sirkesi ile sos yapın. Pancarları soslayıp bekletin. Diğer tarafta bütün yeşillikleri ince ince doğrayıp servis ederken pancarlarla bir araya getirin. (Not: Pancarlar yeşilliksiz soslanmış halde buzdolabında birkaç gün bekletilebilir.)

Çorbalar

1. Brokoli Çorbası

- 1 soğan, yemeklik doğranmış
- 1 çorba kaşığı tereyağı ya da Hindistan cevizi yağı
- 3 diş sarımsak
- Yarım kilo brokoli, parçalara ayrılmış
- 3 bardak sebze suyu
- 1/4 bardak besleyici maya (nutritional yeast)
- Yarım bardak maydanoz, ince kıyılmış
- 1 çay kaşığı limon suyu
- Mikro filizler
- Tuz, karabiber

Krema için:

- 1/4 bardak Hindistan cevizi kreması
- 1 diş sarımsak, ezilmiş
- 1 çay kaşığı limon suyu
- Tuz

(Tüm malzemeleri çatal yardımıyla karıştırın.)

Büyük bir tencerede tercih ettiğiniz yağı eritip, soğanları ekleyin. Renkleri dönünceye kadar 5-7 dakika kadar pişirin. Sarımsakları da ekleyip 2 dakika daha pişirin. Sebze suyunu ekleyip, kaynayınca brokolileri koyun. 5-6 dakika pişirdikten sonra (çok pişirmeyin, rengini kaybetmesin) bir çorba karıştırıcı mikser yardımıyla pürüzsüz hale getirin. Üzerine Hindistan cevizi kremasını dökün ve filizlerle servis edin.

2. Kemik Suyu

- 4 parça ilikli kemik (dana kaval kemiği, kuzu kemiği)
- 8-10 su bardağı su
- 1 çay kaşığı elma sirkesi

Sebze eklemek isterseniz:

- 1 pırasa
- 1 havuç
- 1 kereviz sapı
- 6 diş sarımsak
- 1 soğan
- 1 ufak baş kereviz
- 3-4 defne yaprağı
- 1 tatlı kaşığı top karabiber
- Tuz

Kemikleri iyice yıkayın ve düdüklü tencereye alın. Üzerlerini örtecek kadar su koyun. Su kaynamaya başlamaya yakınken bu suyu dökün. Tencereyi kemikleri en az 4 parmak geçecek kadar içme suyu ile doldurun. Sebzeleri büyükçe doğrayıp içine atın.

Tuz hariç baharatları da atın. Yüksek ateşte kaynatın, oluşan köpükleri bir kaşık yardımıyla üzerinden alıp atın. Kapağı kapatın. Düdüğü ötmeye başlayınca altını kısın. Çok düşük ateşte bir 45 dakika kadar daha pişsin. Sonra tencereyi soğumaya bırakın. Sebzeleri süzgeç yardımıyla süzüp atın. Kalan konsantre kemik suyunuzu ister bir kavanoza doldurup buzdolabına kaldırın (çabuk tüketmeniz gerekecek) ya da kağıt bardaklara veya buz poşetlerine koyup dondurucuya kaldırın.

3. Hindistan Cevizi Sütlü Soğuk Çorba

- 1 domates
- 2 çorba kaşığı maydanoz ya da kişniş
- Yarım yeşil soğan
- 1 havuç
- 1 olgun avokado
- 1 bardak Hindistan cevizi sütü (ya da yarım bardak Hindistan cevizi kreması ve yarım bardak su)
- Cayenne biberi tozu
- 2 çorba kaşığı misket limonu suyu
- Tuz

Tüm malzemeleri blender'dan geçirin.

4. Avokadolu Yeşil Çorba

- 2 küçük veya 1 büyük salatalık
- 1 yeşil kabak
- 1 avokado

- 1/4 bardak maydanoz
- 1/4 bardak fesleğen
- 1 yeşil soğan
- Yarım sarı biber
- 1 limonun suyu
- 1 diş sarımsak
- Tuz, karabiber

Blender'a önce salatalık ve kabakları doğranmış şekilde atın. Ardından diğer malzemeleri de atıp iyice karıştırın. Çoğu zaman sebzelerin içindeki sudan dolayı ekstra suya ihtiyaç kalmayacaktır ama ihtiyacınız olursa yarım bardak su ekleyebilirsiniz.

5. Gazpacho

- Yarım kilo domates
- 1 salatalık
- 1 kapya biber
- 2 diş sarımsak
- 1/3 bardak badem posası (badem sütünden geriye kalan posa) yoksa yarım bardak çiğ badem
- 1 bardak alkali su
- 2 çorba kaşığı zeytinyağı
- 1 çorba kaşığı elma sirkesi
- Taze nane veya biberiye yaprakları
- Tuz, karabiber

Taze nane veya biberiye yaprakları dışında tüm malzemeleri doğrayıp, pürüzsüz oluncaya kadar blender'dan geçirin. Bir sürahiye koyup yarım saat buzdolabında bekletin.

6. Mantar Çorbası

- 2 çorba kaşığı badem ezmesi
- 1.5 bardak ince dilimlenmiş mantar
- Yarım yeşil soğan
- 1 çorba kaşığı kıyılmış maydanoz
- 2 çay kaşığı tamari (glutensiz soya sosu)
- 1 bardak alkali su

Blender'da badem ezmesi, mantar, yeşil soğan, tamari ve suyu pürüzsüz hale gelinceye kadar karıştırın.

7. Pancar Çorbası

- 250 gram pancar
- 1 çorba kaşığı Hindistan cevizi yağı ya da tereyağı
- 1 pırasa, ince dilimlenmiş
- 1 kereviz sapı, ince dilimlenmiş
- 15 gram zencefil, ince kesilmiş
- Yarım litre sebze suyu
- Yarım çorba kaşığı limon suyu
- 2 çorba kaşığı Hindistan cevizi kreması
- Bir avuç dereotu ya da kişniş
- Avokado yağı

Fırını 200 dereceye ayarlayın. Pancarı iyice yıkayıp kurutun. Kabuklarını soymadan, küçük küpler halinde kesin. Biraz avokado yağı ile yağlayıp tuzlayın ve 30 dakika fırında pişirin. Bir tencerede 1 çorba kaşığı yağı eritip pırasaları, kerevizi ve zencefili 10-15 dakika, yumuşayıncaya kadar soteleyin. Pişmiş pancarları ve sebze suyunu da ekleyip kaynatın. Ateşten alıp 5 dakika soğumaya bırakın. Tuz, karabiber limon suyu ve Hindistan cevizi kremasını da ekleyip çorba mikseri ile pürüzsüz bir kıvam alıncaya kadar karıştırın. Üzerine kişniş ya da dereotu serperek servis edin.

8. Balkabağı Çorbası

- 1 çorba kaşığı tereyağı ya da avokado yağı
- 1 soğan, yemeklik doğranmış
- 1 diş sarımsak, küçük doğranmış
- 2 çay kaşığı kimyon
- 1 kilo balkabağı, parçalar halinde doğranmış
- 1 çorba kaşığı zerdeçal
- 3 bardak sebze suyu
- Süslemek için filizler, maydanoz
- Tuz, karabiber

Tencerede yağı eritin ve doğranmış soğanları koyun. Renkleri dönünceye kadar 5 dakika pişirip sarımsağı atın ve 2 dakika daha pişirin. Kimyon ve zerdeçalı da ekleyip 1 dakika karıştırın. Balkabağını da ekleyin ve karıştırın. Üzerine suyu ekleyip kaynatın. Arada sırada karıştırın, 20 dakika sonra balkabağı yumuşayınca ateşten alıp biraz soğumaya bırakın.

Tuz ve karabiberi de ekleyip çorba mikseriyle pürüzsüz oluncaya kadar çırparak karıştırın. Maydanoz ve filizlerle servis edin.

Tatlılar - Atıştırmalıklar

1. Keten Tohumlu Krakerler

- 1 bardak keten tohumu
- 2 kabak
- 2 havuç
- 1 bardak kuru domates
- 2 yeşil soğan
- 2 diş sarımsak
- 2 çorba kaşığı tercihinize göre taze baharat: fesleğen, biberiye, kekik, adaçayı
- Tuz, karabiber

Keten tohumlarını yıkayıp en az 2 saat en fazla 6 saat, 3-4 bardak alkali suda ıslatın. Jelleşmeye başladıklarını göreceksiniz. Fazla suyunu süzüp bir kaba aktarın. Blender'da keten tohumu dışındaki tüm malzemeleri püre haline gelinceye kadar karıştırın. Bu püreyi bir kaba aktarıp, ıslatılmış keten tohumu jelini de ekleyip bir kaşık yardımıyla karıştırın. Kurutucu fırın tepsisine teflex veya yağlı kağıt serin. Yağlı kağıdı biraz zeytinyağı ile yağlamanız gerekecektir. Ardından tepsinin tam ortasına 1/2 - 1 bardak kadar keten tohumlu karışımı koyup, bir spatula yardımıyla bu karışımı incecik bir katman halinde tepsinin kenarlarına doğru yayın. Sıcaklığı 45-50 dereceye ayarlayıp 8-12 saat kadar kurutun.

Not: Normal fırın kullanacaksanız yağlı kağıdınızı önceden biraz zeytinyağı ile yağlayın. Fırını fan ayarına getirip en düşük sıcaklığa ayarlayın. Fırının kapağını hafifçe aralık bırakın ki nem içeride kalmasın.

2. Pazı Cipsi

- 2 demet pazı (karalahana da kullanılabilir)

Sos için:

- Yarım bardak ayçekirdeği içi
- 1 çorba kaşığı limon
- 1 çorba kaşığı yeşil soğan
- 1/4 bardak taze baharat: biberiye, fesleğen, kekik...(tercihe göre)
- 1 diş sarımsak
- Tuz, karabiber

1 demet pazıyı saplarından ayırıp, ellerinizle büyükçe parçalar halinde parçalayın. Sos malzemelerinizi blender'a koyup iyice püre haline gelene kadar karıştırın. Ellerinizle sosu iyice pazı yapraklarına yedirip tepsiye karışık bir şekilde dizin. Teflex kağıdı veya yağlı kağıt serdiğiniz kurutucu fırın tepsisine yaprakları yerleştirip, 45-50 derecede 12 saat kurutun.

3. Muz Dondurması

- 3 olgun muz
- 1/4 bardak badem sütü
- 5-6 dal taze nane
- 1 çay kaşığı chlorella tozu veya hibiscus tozu (isteğe göre)
- Süslemek için çiğ kuruyemişler, kakao çekirdekleri (cacao nibs)

Bir gece önceden muzları soyup, ikiye bölerek buzdolabı poşetlerinde buzluğa koyun. Donmuş muzları blender'da iyice püre haline gelinceye kadar karıştırın. Dilerseniz 1/4 bardak badem sütü, chlorella ya da hibiscus tozunu da ekleyin. Bir kaseye aktardıktan sonra üzerine isteğinize göre kıyılmış çiğ badem ve kakao çekirdekleri serpin.

4. Meyve Pestilleri

- 1 kilo mevsim meyvesi

Dilediğiniz meyveleri (isterseniz tek bir meyve de olabilir) blender'da püre haline getirin. Su eklememeye çalışın; eklediğiniz su, kurutma süresini daha da uzatacaktır. Kurutma fırını tepsisine ya da normal fırın tepsisine teflex kağıdı ya da yağlı kağıt serin (pürenin yağlı kağıda yapışmaması için çok az Hindistan cevizi yağı ile yağlamanızı öneririm). Püreyi 3-4 kaşık kadar tam ortaya koyup, kağıdın kenarlarına doğru ince bir katman halinde spatula yardımıyla yayın. Ne kadar ince olursa o kadar çabuk kuruyacaktır. Fırını 45-50 dereceye ayarlayıp 8-12 saat kadar kurutun. (Normal fırında kurutacaksanız fan ayarına getirip, nemin dışarıya çıkabilmesi için kapağı hafif aralık bırakmanız gerekmektedir.) Dikkat! Bazı meyveler yoğun su içeriği nedeniyle daha uzun sürede kuruyabilirler.

5. Raw Çikolatalar

- Yarım bardak kakao yağı
- Yarım bardak raw kakao tozu
- 1/4 bardak Hindistan cevizi şekeri ya da 2 çorba kaşığı bal
- Birkaç damla vanilya özü
- Süslemek için: orman meyveleri, tarçın, kakao çekirdekleri (cacao nibs), çiğ kuruyemişler

Kakao yağını benmari usulü eritin, yağ sıcakken tercih ettiğiniz tatlandırıcıyı ve vanilyayı ekleyin. En son kakao tozunu da ekleyin ve homojen oluncaya kadar karıştırın. Çikolata kabına dilediğiniz süsleme malzemelerini yerleştirip, üzerine hazırladığınız çikolata karışımını dökün. Buzdolabında 15-30 dakika beklettikten sonra hazır olacaktır.

6. Kurutulmuş Meyveler

Sevdiğiniz meyveleri (portakal, mandalina, çilek vb.) incecik dilimleyip, kurutma tepsisine yerleştirin. Kurutma fırınınız yoksa fırınınızı en düşük ısıya ayarlayıp, fan ayarına getirin. Kapağı hafifçe aralık bırakın (yoksa nem içeride kalacak ve kurumayacaktır). Kurutma fırınında 12 saat kurutun. Normal fırında yapıyorsanız, ayarladığınız sıcaklığa göre bu süre azalabilir. 3-4 saatte bir kontrol edin. Kuruttuğunuz meyvelerin yarısını raw çikolata karışımına batırıp 15-20 dakika kadar beklettiğinizde tatları daha da güzel olacaktır.

7. Badem Ezmeli Hurmalar

- 2 bardak çiğ badem
- 2 çorba kaşığı Hindistan cevizi şekeri
- 2 vanilya çubuğunun çekirdekleri (ya da birkaç damla vanilya özü)
- İsteğe göre 1 çorba kaşığı Hindistan cevizi yağı
- 20 adet hurma

Blender yardımıyla badem, Hindistan cevizi şekeri ve vanilyayı homojen hale gelinceye kadar karıştırın. Bazı blender'ların bademleri ezme haline getirmesi 10 dakikayı bulabilir, sabırlı olun, makine çok zorlanırsa Hindistan cevizi yağını ekleyin. Badem ezmeniz hazır olunca bir kavanoza aktarın. Hurmalara uzunlamasına çentik atıp, içlerindeki çekirdekleri çıkartın. Ortadaki boşluğa badem ezmesini doldurun. Bu şekilde dolapta çok uzun süre dayanacaktır.

8. Avokadolu Kakaolu Puding

- 1 olgun avokado
- 1/4 bardak raw kakao tozu
- 3 çorba kaşığı çiğ bal
- 1/4 bardak badem sütü
- 1 çay kaşığı vanilya özü

Tüm malzemeleri mikserden geçirin, afiyetle yiyin.

9. Paleo Brownie

- 1/3 bardak Hindistan cevizi yağı
- Yarım bardak raw kakao
- 6 yumurta
- 1 bardak Hindistan cevizi şekeri
- 1/4 bardak badem sütü
- Yarım bardak Hindistan cevizi unu / badem unu
- Bir çimdik tuz

Fırını 160 dereceye ayarlayın. Hindistan cevizi yağı ve kakao tozunu küçük bir tencerede eritin. Yumurta, Hindistan cevizi şekeri, badem sütü ve tuzu bir kasede çırpın. Çikolata karışımını da ekleyin.En son Hindistan cevizi ya da badem ununu ekleyip iyice karıştırın.

Fırın kabını Hindistan cevizi yağı ile yağlayıp karışımı dökün. 30 dakika pişirin.

Tüm tarifler Çisem Çakır Sülüşoğlu tarafından Kuantum Beslenme kitabı için özel olarak hazırlanmıştır.

Çisem Çakır Sülüşoğlu

18 Temmuz 1988'de İstanbul'da doğdu. Notre Dame de Sion Fransız Lisesi'ni bitirdikten sonra, Central Saint Martins College of Art & Design'da Product Design okumak üzere Londra'ya gitti. Londra'da yaşadığı 4 yıl boyunca, o güne dek hiç yolunun kesişmediği mutfak ile tanıştı.

Baba mesleği olan turizmdeki sorumlulukları nedeniyle sağlıklı beslenme ve yaşam şeklini öğrenmesi hayatının dönüm noktası oldu. Raw food (çiğ beslenme) ve detoks üzerine eğitim almak üzere altı aylığına ABD'ye gitti. Matthew Kenney Academy'den Gourmet Raw Food Chef diplomasını aldıktan sonra dünyaca ünlü iyileştirme merkezlerinden biri olan Hippocrates Health Institute'ta Health Educator programından mezun oldu.

Şu anda sağlık eğitmeni ve çiğ beslenme uzmanı/şefi olarak çalışıyor. Bilgi ve deneyimlerini yaptığı workshop'larla misafirlere aktarıyor. Bunun yanı sıra blog'unda ve Youtube kanalında doğal yaşama dair öğrendiklerini ve tariflerini paylaşıyor.

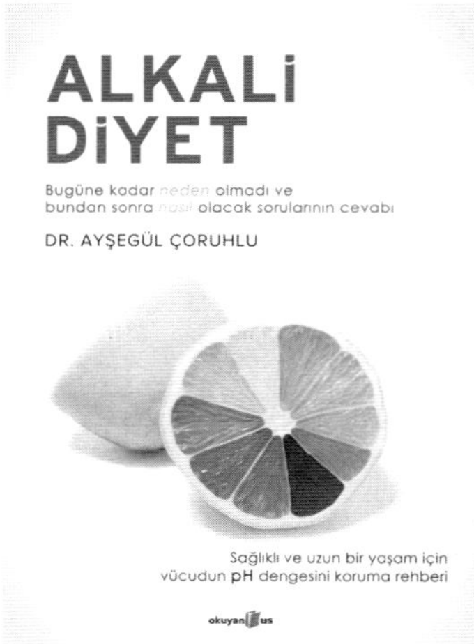

Alkali Diyet

Ayşegül Çoruhlu

Sağlık/Yaşam
Sayfa Sayısı: 176

İleri anti-aging yaklaşımlarını ülkemizde ilk uygulayan hekimlerden **Dr. Ayşegül Çoruhlu**, diyetin biyokimyasını hücre düzeyinde bir denge ile açıklıyor. Diğer tüm diyet önerilerinin eksik bıraktığı parçayı yerine koyuyor.

Ne kadar yağ, ne kadar vitamin, ne kadar protein? Genellikle bunlara odaklanıyoruz oysa dikkat edilmesi gereken başka bir nokta daha var: Vücudun genel iyilik ve sağlık halini belirleyen ASİT-ALKALİ DENGESİ.

Diyet, hepimizin kilo vermekle ilişkilendirdiği bir kelime. Bu doğrudur fakat asıl mesele sağlıkla ilgilidir; neden kilo aldığımızın anlaşılmasıdır.

İnsan organizması hafif alkali olmak üzere programlanmıştır. Aşırı asitlenme farkında olmadığımız en büyük gizli tehlikedir. Kanser, kolesterol, osteoporoz, aşırı kilo alımı, kilo verirken yağ yerine kas kaybetmek, kırışıklıklar, cilt sarkması gibi birbiriyle ilgisiz görünen rahatsızlıklar aynı sebepten kaynaklanırlar: Vücudun aşırı asitlenmesi, yani iç ortamımızın kirliliği.

Çözüm basittir: Asit yapan yiyecekleri azaltıp, alkali yapan yiyecekleri artırmaktır. Gerçek evimiz olan vücudumuzu temiz tutmaktır. Et yiyorsak yanında yiyeceğimiz bol yeşillik günahlarımızı silecektir. İçeceğimiz suya yapacağımız küçük bir dokunuş onu kat kat daha faydalı hale getirecektir. Asit alkali dengemizi iyi kurarsak, hayatın tadı tuzu olan kaçamaklarımız için de ağır bir bedel ödemeyiz.

Alkali bir diyeti seçmek insanın sağlığı için verebileceği en basit ama en büyük destektir. Vücudunuzla işbirliği yapın. Bu satın aldığınız son diyet kitabı olsun.

Alkali Diyet'in sürprizi var: Sizin için hazırladığımız +4adet çıkarılabilir rehber tablo, kitabın sonunda.